PERFECT MASTER

歯科国試
パーフェクトマスター

生理学・口腔生理学

村本和世　著

第2版

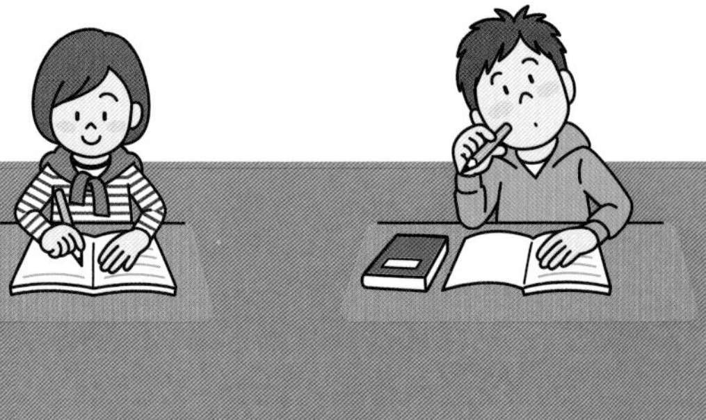

医歯薬出版株式会社

執筆者

明海大学歯学部生理学分野

村本和世

本書中のマークの見方

Check Point	：各章の最も大切な項目
よくでる	：歯科医師国家試験に頻出の内容
CHECK!	：必ず押さえておきたい重要ポイント
	：大切なキーワード，キーポイント
	：理解を助ける補足
コラム	：著者からのアドバイス

This book is originally published in Japanese
under the title of :

SHIKAKOKUSHI PĀFEKUTOMASUTĀ SEIRIGAKU-KŌKŪSEIRIGAKU
(Physiology and Oral Physiology for National Board of Dental Examination)

MURAMOTO, Kazuyo
Professor, Division of Physiology
Meikai University

ISHIYAKU PUBLISHERS, INC.
7-10, Honkomagome 1 chome, Bunkyo-ku,
Tokyo 113-8612, Japan

はじめに

生体に異常をきたすことが病態で，それを正常化することが医療であることから，正常な構造と機能を理解する解剖学と生理学は基礎医学の中でもはじめに学習することになります．医療実施の基礎知識として生理学では全身の機能について学ばなければならず，領域が広範に過ぎると思うかもしれません．口腔の専門医になるのになぜ循環や呼吸まで勉強しないといけないのか，とは学生からよく言われる代表的な不満です．しかし，歯科医師といっても医療従事者として，人体の構造と機能は熟知することが求められます．

近年は，正常機能と病態についての口腔と全身の関連も歯科側から注目されるようになってきました．歯科医療の実地において，全身状態を理解したうえで口腔診療を行うことが求められてきているからです．生理学に関する国試での出題も，単純な口腔の機能よりも，全身の機能と口腔を関連づけた出題が増えています．あるいは，解剖学や組織学，生化学などの知識と生理機能を総合した理解を要する設問など，出題も多岐にわたってきました．生理学に関する出題は難問化してきています．

このような状況で，歯科医師国家試験出題基準が改定となり，本書も改訂第２版を発行することとなりました．生理学の出題基準は大きな変更はなく，本書でも皆さんにとって必要不可欠な内容は変わりなく網羅しています．そのうえで，初版発行からこれまでの国家試験で新たに出題のあった内容や学問上の新知見などもできるだけ取り入れるように試みました．ただし，本書の記載は理解のための説明よりも，学習した基本知識の確認や整理の一助になることを目的としていますので，詳細な説明は割愛しています．試験前の知識の確認には十分と想定していますが，本書だけでの学習では理解が困難な箇所もあると思います．生理学は暗記ではなく理解することが何よりも重要な科目です．内容理解については『基礎歯科生理学（第７版）』などの教科書・参考書を併用して下さい．

それでは，本書が皆さんの生理学の理解度確認や国家試験受験準備等に役立ち，有効に活用いただけることを願っています．

2022年10月

村本和世

歯科国試パーフェクトマスター

生理学・口腔生理学 第2版　目次

Chapter 1

興奮性組織

Check Point

- 細胞膜における物質輸送の種類と機構を説明できる.
- 静止膜電位を形成する機構を説明できる.
- 活動電位の発生と興奮伝導，シナプス伝達の機構を説明できる.
- 代表的な神経伝達物質の種類と発生する後シナプス電位について説明できる.
- 筋組織の種類を列挙し，それぞれの特徴を説明できる.
- 骨格筋の興奮収縮連関を説明できる.

Ⅰ. 細胞膜における物質輸送

A 細胞膜の構造

1）細胞膜の構成：脂質二重膜

脂質二重膜に細胞膜機能を担うタンパク質がモザイク状に埋め込まれている.

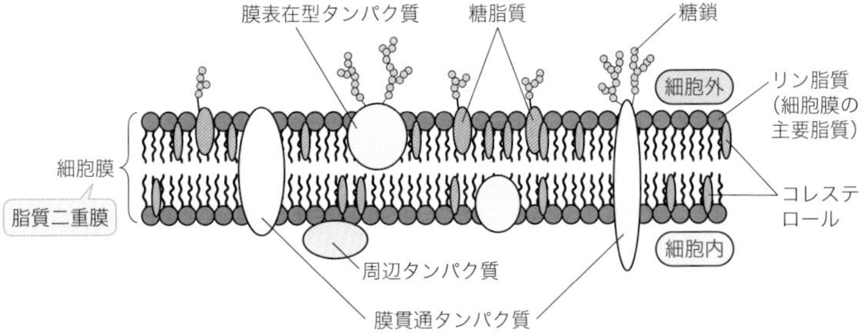

脂質
- リン脂質：約 65%
- コレステロール：約 25%（細胞膜の硬さや流動性を規定する）
- 糖脂質：10%以下（ガングリオシド，セラミド）

2）選択的透過性

細胞膜が限られた分子のみを透過させることを選択的透過性という．

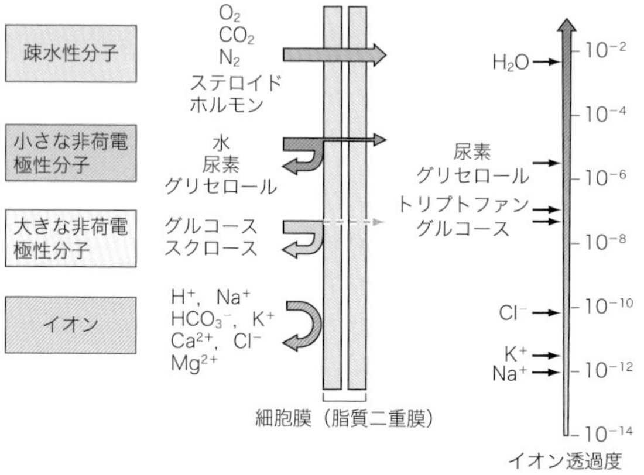

（Alberts ほか編，Molecular Biology of the Cell, 5th ed, 2008 より改変，佐原，基礎歯科生理学，第 6 版，2014）

B 細胞膜の機能タンパク質

1）イオンチャネル

・細胞膜を透過できないイオンの，細胞膜での通り道のこと

・刺激に応じて開閉するゲートをもち，通すイオンに対して選択性がある（Na^+チャネル，Ca^{2+}チャネル，Cl^-チャネルなど）．

・ゲート開閉の方法（ゲートを開く刺激）により，以下の種類がある．

(1) リガンド依存性チャネル（チャネル型受容体）：リガンドの特異的な結合によって開閉する．

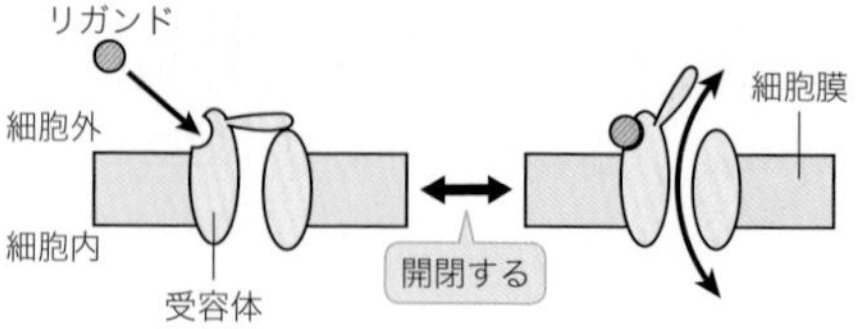

リガンド：受容体と結合する特定の化学物質

(2) 電位依存性チャネル：膜電位の変化に応じて開閉する．

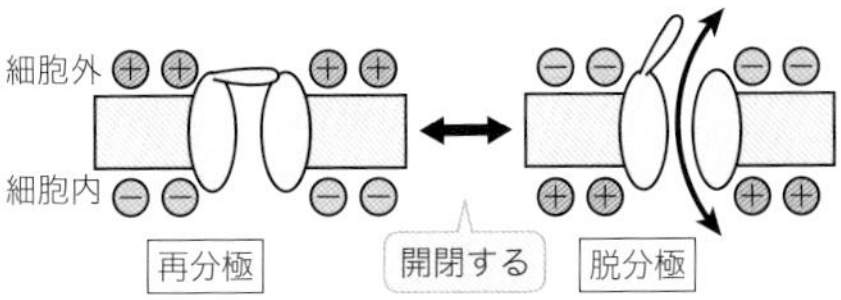

(3) 機械刺激依存性チャネル：外力によるチャネル分子の変形により開閉する．

(4) **リークチャネル**：常時開いていて，少しずつイオンを通している．**K^+リークチャネル**は静止膜電位の形成に重要（→ p.6 参照）．

(5) 温度依存性チャネル：温度により開閉する（TRP チャネル）．

2）キャリア（輸送担体）

細胞膜の一方で特定の物質と結合し，構造変化によって膜の反対側に物質を移動して放す．輸送物質の濃度勾配とイオンによる電位勾配を推進力とする（ブドウ糖輸送体など）．

3）ポンプ

ATP 分解酵素（ATP アーゼ）活性をもち，ATP 分解によるエネルギーにより物質を輸送する．

4）受容体

細胞外からの特定の情報分子（リガンド）と結合し，細胞内に情報を伝える．リガンドと受容体は，鍵と鍵穴の関係にある．情報伝達機構により，以下に分類される．

受容体タイプ		情報伝達機構（リガンドの受容体に結合後）
①チャネル型受容体（＝リガンド依存性チャネル）		チャネル開口⇒イオン流入
②Ｇタンパク質共役型受容体	代謝型受容体	Ｇタンパク質が活性化⇒細胞内二次メッセンジャー
③酵素活性内蔵型受容体	代謝型受容体	受容体の細胞内ドメインがもつ酵素が活性化
④酵素結合型受容体	代謝型受容体	受容体と複合体を形成している酵素が活性化
⑤細胞内（細胞質・核内）受容体		リガンド–受容体複合体は転写調節因子として機能⇒特定の遺伝子発現を調節 疎水性リガンドの受容体

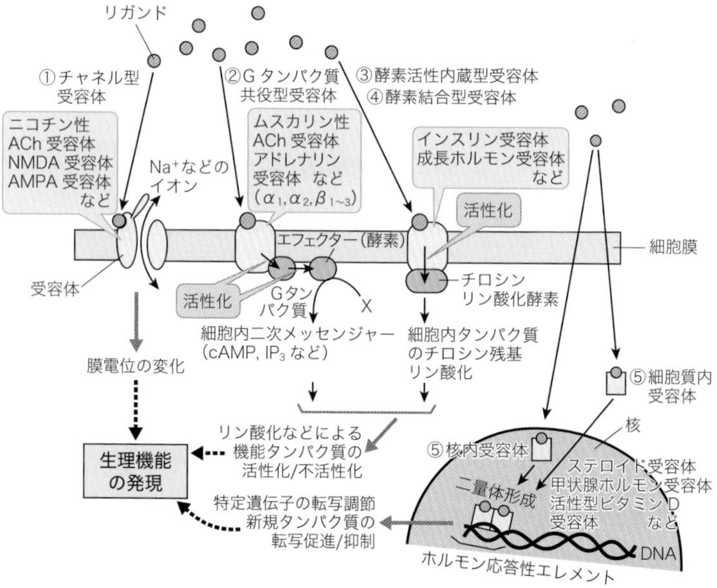

C 細胞膜を介した物質輸送

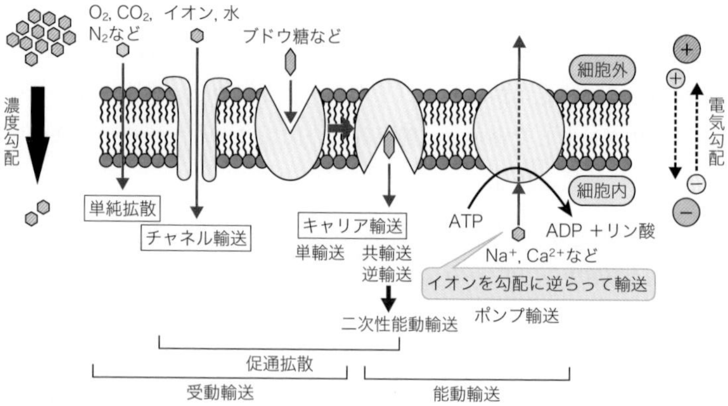

1）受動輸送

エネルギーを必要とせず，駆動力の勾配にしたがって物質が移動する．

(1) 物質輸送の駆動力

電気化学的勾配

①濃度勾配：濃度の高い方から低い方へ物質が移動する．

②電気勾配：陽電荷をもつ物質は陰電荷へ，陰電荷は陽電荷へ引かれる．

その他，圧勾配（血圧の差，浸透圧の差など）も駆動力となる．

(2) 単純拡散

電気化学的勾配にしたがって物質が生体膜を超えて移動する．

(3) 促通拡散

・チャネルやキャリアなどタンパク質装置によって行われる．

・刺激に応答してチャネルのゲートが開くなどの変化が生じ，物質が拡散によって移動する（無刺激時には輸送経路は閉鎖）．

(4) 濾過

圧勾配によって物質が細孔を通って移動する．

例）水や小分子が微小循環や腎糸球体で毛細血管から組織中に出てくる．

(5) 浸透と浸透圧

・イオンなど膜透過できない溶質に濃度差がある場合，移動できない溶質の代わりに溶媒（水）が溶質濃度の低い側から高い側に移動する．

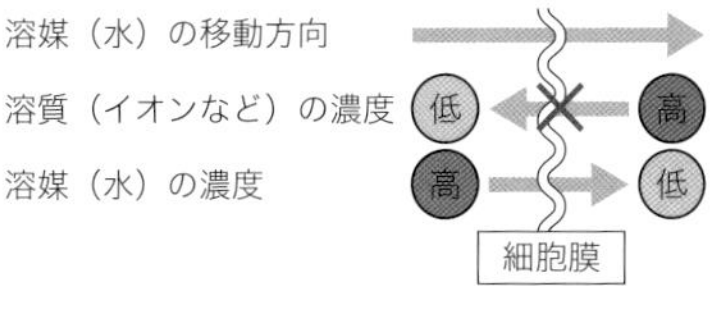

・水で考えると，水濃度の高い方から低い方への移動となる．このような水を引き込む移動を**浸透**といい，浸透させる力を**浸透圧**という．

2）能動輸送

ATPの加水分解による熱エネルギーを利用して電気化学的勾配に逆らって物質を輸送する．

（1）一次性能動輸送

ポンプによって行われる．

例）Na^{+}-K^{+}ポンプ（Na^{+}-K^{+}－ATPase），Ca^{2+}ポンプ，H^{+}ポンプなど

（2）二次性能動輸送

一次性能動輸送の働きによって生じたNa^{+}などの濃度勾配による駆動力を（間接的にエネルギーを）利用して，他の物質を輸送する．

①共輸送（シンポーター）：濃度勾配のあるイオンと同方向に物質を輸送する．例）Na^{+}の細胞内流入に伴うグルコースの細胞内取り込み

②逆輸送（アンチポーター）：濃度勾配のあるイオンと逆方向に物質を輸送する．例）Na^{+}の流入と交換で細胞内から細胞外へCa^{2+}を輸送
＝Na^{+}-Ca^{2+}交換輸送

Ⅱ．興奮の発生

A 静止膜電位

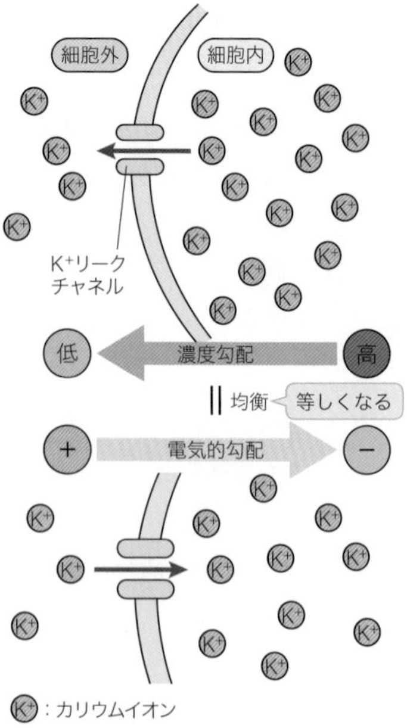

① Na^{+}-K^{+}ポンプにより細胞内外でK^{+}の濃度差を形成

②濃度勾配に従いK^{+}が細胞外へ流出

③細胞内の陽電荷が減少するので細胞内が細胞外に対して次第に負に帯電していく（細胞内：－，細胞外：＋）

④③で生じた電気的勾配は，K^{+}を細胞内に引き戻す力として働く．

⑤相反するK^{+}の駆動力（濃度勾配と電気的勾配）がつり合い，見かけ上K^{+}の移動は停止する．

⑥由来の異なる力が均衡しているだけなので，膜内外には電位差が発生する．＝**静止膜電位**

1）静止膜電位の形成

K⁺の寄与が大

K^+濃度：細胞内 150 mM，細胞外 5 mM

2）静止膜電位の大きさ

・神経細胞：－70～－40 mV

・骨格筋細胞，心筋細胞：－90～－80 mV

膜電位：細胞の内外の電位差のこと

B 活動電位とイオンチャネル

1）活動電位（インパルス）

Na^+

細胞が刺激されると，細胞膜のイオン透過性が変化し（陽イオンチャネル開口による正電荷の流入），膜電位は一過性に＋35 mV 程度まで上昇する．この膜電位変化を活動電位（細胞の**興奮**）という．

2）閾値（threshold）

活動電位は刺激による脱分極で，ある一定の大きさまで膜電位が上昇しないと発生しない．活動電位を発生させるのに必要な最小の刺激強度を閾値という．

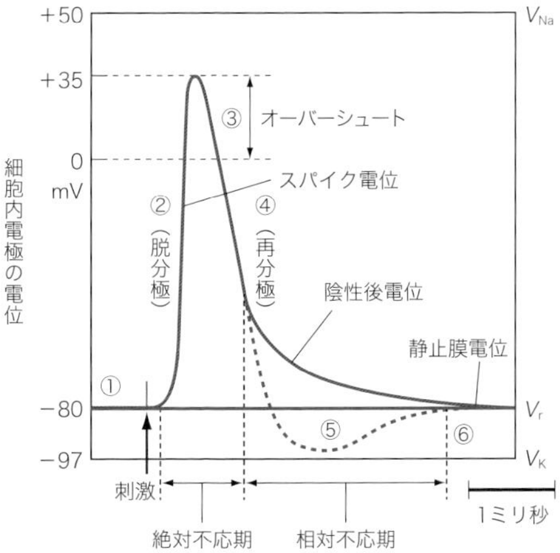

①静止膜電位

②脱分極（上昇相）：電位が上昇．Na^+流入による．

③オーバーシュート：活動電位で 0 mV を超えて陽電位となる部分

④再分極（下降相）：K^+流出による．

⑤後過分極：活動電位発生後，静止膜電位より過分極する．

⑥静止膜電位に回復

3）活動電位の発生機序

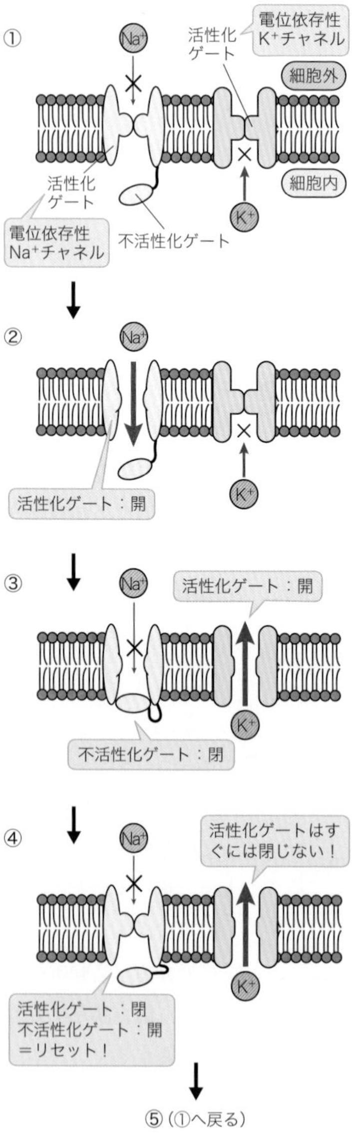

① **静止膜電位**：刺激があると脱分極するが，閾値を超えなければ電位は元に戻る．

② **上昇相（脱分極相）**：閾値を超える刺激により電位依存性 Na^+ チャネルの活性化ゲートがいっせいに開き，Na^+ が細胞内に流入し，電位が急激に上昇する．

③ **下降相（再分極相）**：電位依存性 Na^+ チャネルの活性化ゲート開口から1ミリ秒ほど遅れて不活性化ゲートが閉じ，Na^+ の流入は止まる．ほぼ同じ時期に電位依存性 K^+ チャネルの活性化ゲートが開き，K^+ の細胞外流出によって膜電位は低下（再分極）する．

④ **後過分極相**：電位依存性 K^+ チャネルの活性化ゲートはすぐには閉じないため，膜電位は静止膜電位よりも低い過分極状態まで低下する．

⑤電位依存性 K^+ チャネルの活性化ゲートが閉じ，Na^+ と K^+ の膜内外の分布は Na^+-K^+ ポンプの働きにより元の静止膜電位に戻る．

4）絶対不応期と相対不応期

（1）絶対不応期：活動電位の上昇相から下降相の初期には，どのような強い刺激を加えても活動電位は発生しない．

（2）相対不応期：絶対不応期以降から静止膜電位に復帰するまでの時期は，K^+の膜透過性が高いため，静止状態よりも強い刺激でないと閾値に達せず，活動電位が発生しにくい．閾値を超える強い刺激であれば活動電位が発生する．

Ⅲ．興奮の伝導と伝達

A 興奮の伝導

1）神経伝導の機構（逐次伝導）

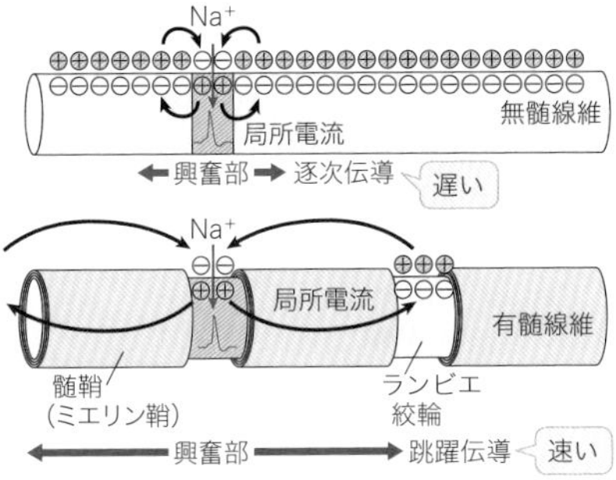

・①神経線維の一部に活動電位が発生（興奮）⇨②発生部では細胞内が＋，細胞外が－に電位逆転⇨③隣接部との電位差ができ，＋から－へ電流が流れる（局所電流）⇨④局所電流は減衰するため遠方までは伝わらないが，隣接部を脱分極させるのには十分で，閾値以上に達した隣接部で新たな活動電位が発生する．

・無髄線維での局所電流は連続的に隣接部に伝わり，この繰り返しにより順次，軸索を活動電位が伝導していく．

2）跳躍伝導

・有髄線維は絶縁体である髄鞘（ミエリン鞘）に覆われているが，一定の間隔で無髄部（ランビエ絞輪）が繰り返し存在している．

・**ランビエ〈Ranvier〉絞輪**には電位依存性Na^+チャネル，K^+チャネルが高密度で分布しており，**有髄線維**での活動電位はここで発生する．

・局所電流は隣（あるいは数個先）のランビエ絞輪間まで跳躍するように流れ，新たな活動電位を発生させる．

3）興奮伝導の三原則

①両方向性伝導：神経線維上で生じた興奮は両方向に伝導する．

②絶縁性伝導：興奮は隣接する神経線維間に伝わることはない．

③不減衰伝導：神経線維径が一定であれば，興奮の大きさと伝導速度は一定である．

4）神経線維の分類 よくでる

神経線維の伝導速度は軸索径（太さ）と比例関係にある．そのため，神経線維は伝導速度の違いにより分類される（A～C の分類）．また，感覚神経線維は，伝える感覚情報（感覚器）の違いにより分類されることがある（I～IV の分類）．

<table>
<tr><th colspan="2">分類</th><th rowspan="2">役割</th><th rowspan="2">太さ
（軸索径）</th><th rowspan="2">伝導
速度</th><th rowspan="2">髄鞘</th></tr>
<tr><th>伝導速度による分類（Gasserの分類）</th><th>感覚神経の分類（Lloidの分類）</th></tr>
<tr><td rowspan="3">Aα</td><td></td><td>運動神経線維
（骨格筋（錘外筋）の収縮制御）</td><td rowspan="9">太い
↕
細い</td><td rowspan="9">速い
↕
遅い</td><td rowspan="7">有髄</td></tr>
<tr><td>Ia</td><td>筋紡錘の感覚神経線維（固有感覚）</td></tr>
<tr><td>Ib</td><td>Golgi 腱器官の感覚神経線維（固有感覚）</td></tr>
<tr><td>Aβ</td><td>II</td><td>触圧覚（皮膚）の感覚神経線維</td></tr>
<tr><td>Aγ</td><td></td><td>運動神経線維
（錘内筋（筋紡錘）の収縮制御）</td></tr>
<tr><td>Aδ</td><td>III</td><td>温度覚・痛覚（速痛）の感覚神経線維</td></tr>
<tr><td>B</td><td></td><td>自律神経節前線維</td></tr>
<tr><td rowspan="2">C</td><td></td><td>自律神経節後線維</td><td rowspan="2">無髄</td></tr>
<tr><td>IV</td><td>温度覚・痛覚（遅痛）の感覚神経線維</td></tr>
</table>

B シナプス伝達

1）シナプス

ニューロン間やニューロンと効果器細胞間で情報の伝達を行う接合部

2）シナプス伝達の機序

①軸索終末に活動電位が到達➡②電位依存性 Ca^{2+} チャネルの開口➡③細胞内 Ca^{2+} 濃度の上昇➡④シナプス小胞のエキソサイトーシスにより神経伝達物質のシナプス間隙への放出➡⑤神経伝達物質がシナプス間隙を拡散し，後シナプス細胞膜表面の受容体に結合➡⑥リガンド依存型チャネル（＝チャネル型受容体）のチャネル小孔が開口➡⑦イオン流入（Na^{+} の流入＝興奮性シナプス伝達/Cl^{-} の流入＝抑制性シナプス伝達）

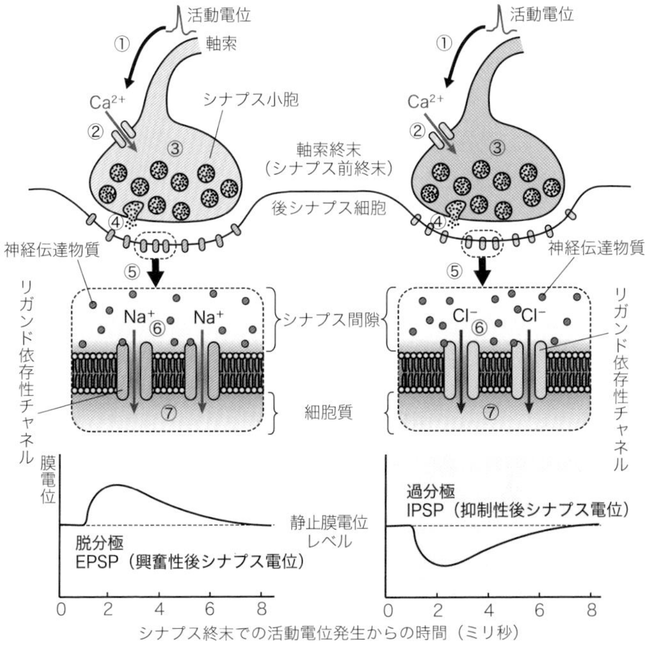

(1) 興奮性シナプス

リガンド依存性チャネルを通って Na^{+} が流入➡細胞内に陽イオン流入，静止膜電位より電位が上昇（脱分極）

代表的な興奮性神経伝達物質

・アセチルコリン（ニコチン性 ACh 受容体）

・グルタミン酸（AMPA 受容体，NMDA 受容体）

(2) 抑制性シナプス

リガンド依存性チャネルを通ってCl^-が流入➡細胞内に陰イオン流入，静止膜電位より電位が低下（過分極）

抑制性神経伝達物質

・γ-アミノ酪酸（GABA：$GABA_A$受容体）

・グリシン

3) シナプス伝達の特徴

①一方向性伝達：必ずシナプス前終末から後シナプス細胞へ，一方通行

②シナプス遅延：活動電位＝電気信号から化学物質の放出へ情報の質的変換➡遅延が生じる

③易疲労性：シナプス疲労＝神経伝達物質の枯渇・再生能の低下➡シナプス伝達が成立しなくなる

④シナプス加重：後シナプス電位は経過中に次の伝達による電位変化があると加算される

Ⅳ. 筋組織

A 筋組織の種類 よくでる

1) 筋の種類と特性

	骨格筋	心筋	平滑筋
横紋構造	あり		なし
種類	赤筋（遅筋），白筋（速筋）	固有心筋，特殊心筋	単元筋，多元筋
細胞間連絡	なし	機能的合胞体	あり
支配神経	体性運動神経	自律神経（交感神経と副交感神経）	
運動の特徴	随意的	自律的（律動的）	自律的（緊張性）
自動能	なし	あり（特殊心筋）	あり（単元筋）
絶対不応期	1～2ミリ秒	100～300ミリ秒	50～100ミリ秒
収縮の加重	する	しない	する
筋疲労	しやすい	しにくい	

2）骨格筋の筋線維の型

	Ⅰ型線維	ⅡA型線維	ⅡB型線維
別名	遅筋，酸化的，赤筋	——	速筋，解糖的，白筋
直径（筋の大きさ）	小さい	中間～やや小さい	大きい
グリコーゲン貯蔵量	少ない	多い	多い
ミオグロビン含量	多い	多い	少ない
ミトコンドリア含量	多い	多い～中間	少ない
周囲の毛細血管	豊富	豊富	少ない
収縮の特徴	遅い，持続的	速い，強い，持続的	速い，強い，瞬発力

B 骨格筋の構造

→『パーフェクトマスター口腔組織・発生学』参照

1）筋線維

・筋線維は，細胞膜に包まれた多核細胞で，直径 10～100 μm，長さ数 mm～数十 cm にもなる巨大な細胞である．

・筋は多数の筋細胞（筋線維）によって構成されている．

2）筋原線維

・直径 1～2 μm の円柱状のタンパク質線維で，筋線維内を長軸方向に伸びている．

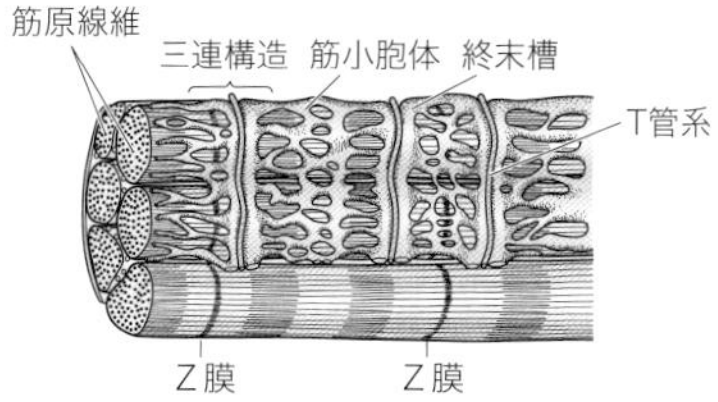

・太い線維（**ミオシン線維**）と細い線維（**アクチン線維**，トロポニンとトロポミオシンを含む）からなる．両線維が規則正しく整列し，縞模様（横紋構造）が認められる．

・収縮タンパク質：アクチンとミオシン

・収縮制御（調節）タンパク質：トロポニンとトロポミオシン

3）筋収縮と筋節の変化

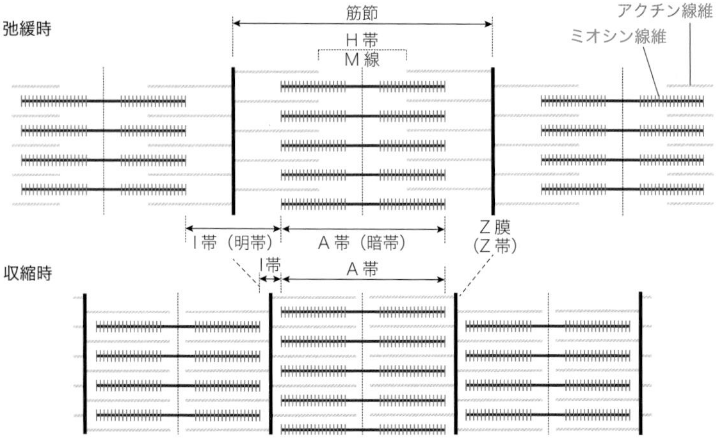

筋節

・Z膜からZ膜の間を筋節とよび，筋原線維の構成単位となる（構造的・機能的最小単位）.

①A帯（暗帯）：太い（ミオシン）線維が存在する部分

②I帯（明帯）：細い（アクチン）線維のみからなる部分

・A帯とI帯が交互に配列することで横紋となる.

・A帯の長さは常に一定であるが，I帯は弛緩時には長く，収縮時には短くみえる.

③H帯：A帯のうち，ミオシン線維のみからなる部分

④M線：A（H）帯の中央部．M線でミオシン線維が逆方向に接合する.

⑤Z膜（Z帯）：I帯の中央部．細い線維が接合・分枝している.

C 骨格筋の興奮-収縮連関

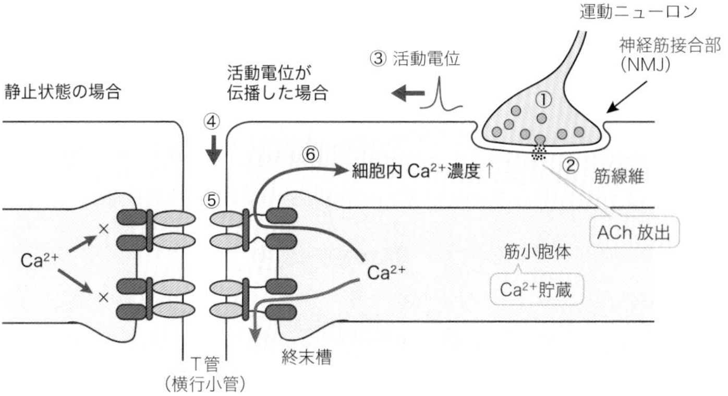

①興奮の到達と神経伝達物質放出：運動ニューロン（運動神経線維）からの興奮が神経筋接合部に到達➡神経終末から ACh 放出

②筋鞘（筋細胞膜）での興奮発生：ACh のシナプス間隙拡散➡後シナプス細胞膜（終板）上のニコチン性 ACh 受容体と結合➡受容体のチャネル開口➡ Na^{+}の細胞内流入➡脱分極（＝終板電位の発生）

③終板電位の閾値超え➡筋鞘に活動電位が発生➡活動電位が筋鞘上を伝播

④活動電位が T 管（筋鞘が細胞内へ陥没した管状構造）に沿って細胞内に伝導

⑤T 管膜上の膜電位センサー（DHP〈ジヒドロピリジン〉受容体）の構造変化➡筋小胞体膜上のリアノジン受容体（Ca^{2+}チャネル）の構造変化（チャネルゲートの開口）

⑥筋小胞体終末槽からの Ca^{2+}放出➡細胞内 Ca^{2+}濃度（$[Ca^{2+}]_{in}$）上昇

運動神経終末と結合している筋肉側の部位を終板という．シナプス伝達によって終板に発生する脱分極を終板電位という．

D 収縮・弛緩のメカニズム

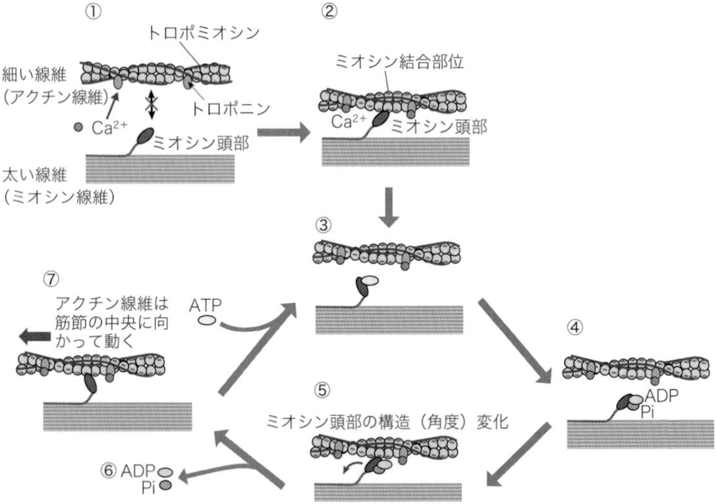

1）筋の収縮

①トロポミオシンがアクチンに結合し，ミオシン結合部位を隠してアクチンとミオシンの相互作用を阻害（立体障害説）.
トロポミオシンにはトロポニンが結合

② Ca^{2+}がトロポニンに結合➡トロポニンの構造変化➡アクチン線維上でのトロポミオシンの移動➡アクチン上のミオシン結合部位が露出➡アクチンとミオシンが結合（相互作用）可能になる.

③ミオシン頭部に ATP が結合（低エネルギー状態の立体配置）

④ミオシン頭部の ATPase 活性により ATP は加水分解される（ATP → ADP + Pi）. ATP 分解による熱エネルギーによりミオシン頭部が伸展（高エネルギー状態の立体配置）

⑤ミオシン頭部がアクチンに結合

⑥ミオシン頭部から ADP と Pi が遊離➡ミオシン頭部の傾斜角度が低エネルギー状態の立体配置に戻る➡ミオシンがアクチンを手繰り寄せるような運動が生じ，ミオシン線維内にアクチンが滑り込む（滑走説）

⑦再び新しいATP 分子がミオシン頭部に結合（ATPと結合したミオシン頭部はアクチン結合能を失う）．アクチンからミオシンが離れ，新しい収縮サイクルが始まる．

2）筋の弛緩

再分極⇒筋小胞体へのCa^{2+}の取り込み⇒細胞内Ca^{2+}濃度［Ca^{2+}］$_{in}$の低下⇒トロポニンからCa^{2+}遊離⇒トロポミオシンにより再びアクチン－ミオシン相互作用が阻害され，筋は弛緩する．

3）平滑筋の筋収縮制御

・平滑筋の収縮制御機構は，細胞質のCa^{2+}濃度上昇が収縮の引き金になる点は骨格筋と同様であるが，Ca^{2+}制御にかかわる調節タンパク質系が骨格筋とは異なる．

・平滑筋の収縮制御タンパク質はカルモデュリンとミオシン軽鎖キナーゼである．

・ミオシンは重鎖2本と軽鎖2本の4量体構造である．

・平滑筋ミオシンは，通常アクチンと結合することができない（弛緩時）．

・平滑筋細胞内でCa^{2+}濃度が上昇すると，Ca^{2+}はカルモデュリン（Ca^{2+}結合タンパク質）と結合し（Ca/CaM 複合体），ミオシン軽鎖キナーゼを活性化する．

・ミオシン軽鎖キナーゼがミオシン軽鎖をリン酸化すると，ミオシンはアクチンと結合できるようになり，骨格筋と同様に，ミオシンとアクチンがATP加水分解による熱エネルギーによって相互作用し，平滑筋が収縮する．

・Ca^{2+}濃度が低下するとミオシン軽鎖脱リン酸化酵素（phosphatase）の働きで，ミオシン軽鎖が脱リン酸化され，筋は弛緩する．

E 筋収縮の型

1）等尺性収縮

筋の長さが一定で張力が変化する（筋が緊張するが，ミオシン線維内へのアクチン線維の滑走は生じず筋は短縮しない）．

2）等張性収縮

一定の負荷に対して筋が短縮しておもりをもちあげるような収縮

3）単収縮，収縮の加重，強縮

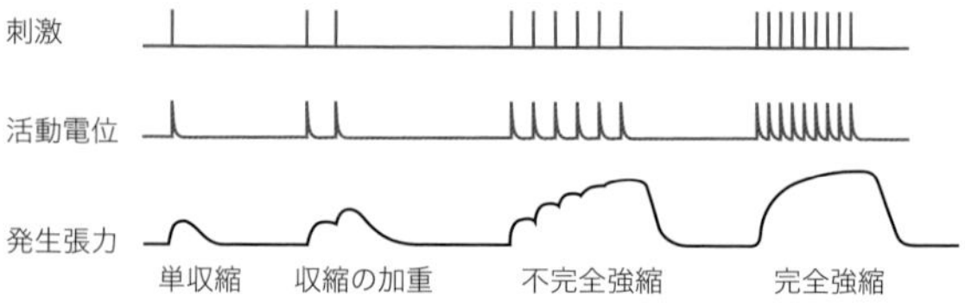

(1) 単収縮：1回の刺激によって生じる一過性の収縮

(2) 収縮の加重：刺激の頻度が増し，前の単収縮が弛緩する前に刺激が入ると，収縮が加算される．

(3) 強縮：収縮の加重により張力は強くなる．持続性の張力発揮

・不完全強縮：多少の弛緩がみられる場合

・完全強縮：弛緩がまったくなく加重する場合

4）拘縮

薬物などの作用により筋が持続的に収縮すること

例）筋小胞体の Ca^{2+} 取り込みを阻害する薬物など

5）硬直

筋細胞内のATP濃度の減少➡ミオシンがアクチンに結合したまま固定される（死後硬直）．

硬直とは一般には筋が収縮・硬化して元に戻らない状態をさすが，医学的には特に死後硬直の場合に用いられる．

6）固縮

・主動筋と拮抗筋がともに緊張した状態

例）屈筋と伸筋の緊張の同時亢進など

・錐体外路障害

Chapter 2

体液と血液

Check Point

- 体液の区分と電解質組成を説明できる.
- 血液に含まれる細胞成分（血球）の種類とそれぞれの役割を概説できる.
- 止血の過程と血液型を説明できる.
- ABO 式血液型，Rh 式血液型について説明できる.

Ⅰ. 体液の区分と組成　よくでる

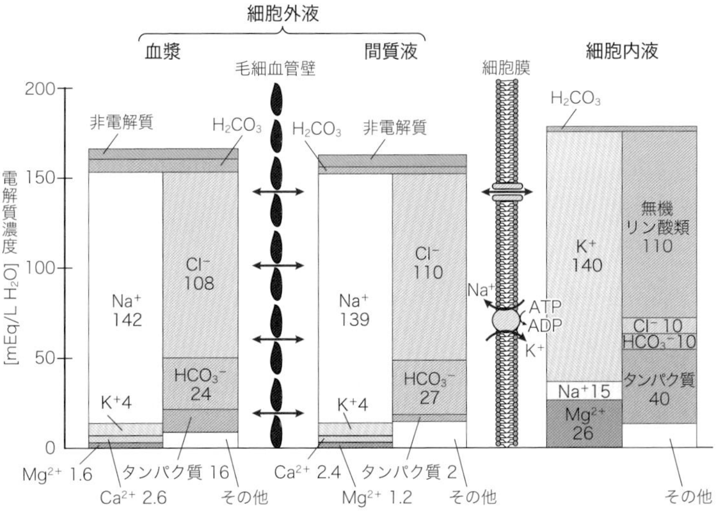

1）体液量

成人男性で体重の60%（男女差があるが，一般に60%とする）

2）加齢による体液量の変化

新生児：75〜80%，乳児：70%，高齢者：50〜55%

3）各体液量の体重あたりの割合

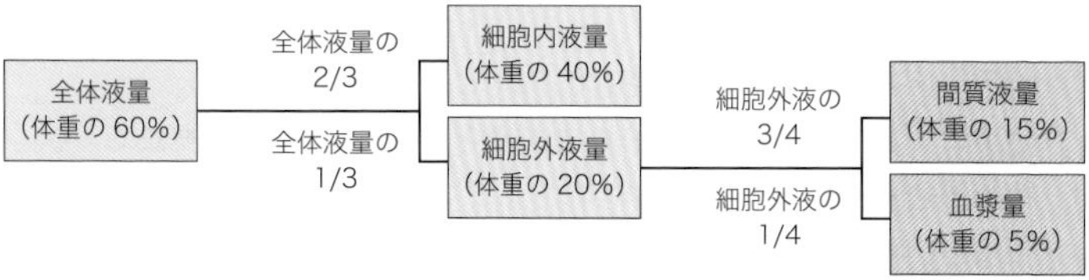

Ⅱ．血　液

A 血液の成分と機能

1）機能

（1）運搬

・ガス：肺➡ O_2 ➡末梢組織➡ CO_2 ➡肺

・栄養素，ホルモン，細胞からの代謝産物，熱（体温維持）

（2）放熱

皮膚表在部の血管から放熱

（3）酸塩基平衡（体液pHの恒常性維持）緩衝作用

・$H^+ + HCO_3^- \longleftrightarrow H_2CO_3 \longleftrightarrow H_2O + CO_2$ による

・pHは7.35〜7.45に維持．**H^+は腎臓**で排泄，**CO_2は肺**で排泄（**開かれた緩衝系**）

（4）体液量の維持

（5）免疫機能

白血球，抗体（液性成分）

（6）止血と線溶

血小板，血液凝固因子，プラスミン

2）成分

・体内の全血液量：体重の8%（6～9%），比重：1.05～1.07
・血球（細胞成分，血液の45%）：赤血球（血球の90%以上），血小板，白血球〔顆粒球（好中球・好酸球・好塩基球）と無顆粒球（リンパ球・単球）〕
・血漿（液性成分，血液の55%）

B 赤血球 →『パーフェクトマスター口腔組織・発生学』参照

・ヒト赤血球は**無核**（分化の途上で脱核）で**ミトコンドリアをもたない**.
・ヘモグロビン量：16 g/dL（男性），14 g/dL（女性）
・ヘマトクリット値：基準値45%（男性），42%（女性）

1）赤血球の産生

骨髄の多能性幹細胞から赤芽球を経て分化する.

(1) 赤血球の分化を促進するホルモン

エリスロポエチン（O_2不足時に腎臓から分泌）⇒不足すると貧血に

(2) 赤血球の分化・成熟に必要な物質

葉酸，ビタミンB_{12}（コバラミン）⇒不足すると貧血に

他にも鉄欠乏性貧血など

2）赤血球の寿命と破壊

約120日の寿命

・寿命に達した赤血球は，肝臓あるいは脾臓でマクロファージによって破壊される.
・**ヘモグロビン（Hb）**は**ヘム**と**グロビン**に分解され，ヘムはさらに**鉄**と**ビリルビン**に分解される.
・鉄は**肝臓**に貯蔵され，Hbの合成に再利用される.
・ビリルビンは**胆汁**に含有されて腸管に分泌され，便として排出される（便色）.

C 血漿→『パーフェクトマスター口腔生化学』参照

・血液から細胞成分を除き残った液体成分

・組成は間質液とほぼ等しいが，タンパク質が比較的多い．

・主な血漿タンパク質：フィブリノゲン，アルブミン，γグロブリン

Ⅲ．止血（血液凝固）と線溶 よくでる

A 一次止血（血小板凝集）

1）血小板の産生

・骨髄中の巨核球から細胞質がちぎれて生じる．

・直径 2～3 μm，血液 1 μL あたり 15～35 万個

2）一次止血の開始

血管損傷➡血管壁のコラーゲン露出➡血中の von Willebrand 因子がコラーゲンに結合➡さらに血小板も結合

3）血小板の活性化

損傷部に結合した血小板は活性化され，ADP やトロンボキサン A_2（TXA_2）（いずれも血小板活性化因子）を放出➡血中の他の血小板も活性化され，損傷部に凝集（血小板血栓）

4）血流阻害

凝集した血小板➡セロトニン分泌➡血管収縮（血流阻害）（白色血栓）

B 血液凝固（二次止血）

1）血液凝固の過程

①血小板の凝集が起こると同時に血液凝固反応が始まる．

②血漿中のさまざまな血液凝固因子が連続的に活性化される増幅反応として進行する（**カスケード反応**）．

③反応は凝集した血小板上で進行し，最終的に血漿中の可溶性タンパク質・フィブリノゲンが線維状のフィブリン（線維素）となり，血液の凝血塊が形成される（二次止血・赤色血栓）．

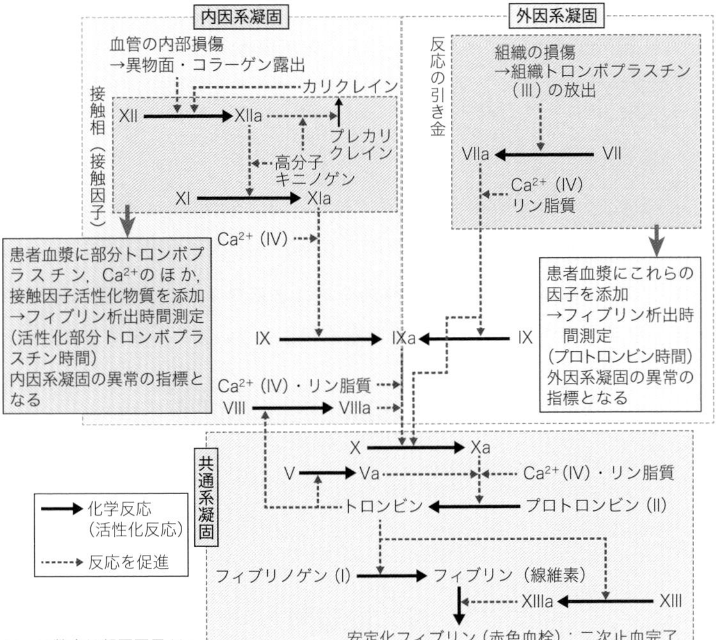

ローマ数字は凝固因子 No.

2）内因系凝固と外因系凝固

血液凝固は内因系と外因系の 2 つの経路により始まる.

（1）内因系凝固

血管の内部損傷などで，露出したコラーゲンとの接触により開始

（2）外因系凝固

組織損傷によって放出された組織因子と第Ⅶ因子との接触により開始

（3）共通系凝固

内因系凝固，外因系凝固ともに第X因子の活性化以降は共通した反応経路となる.

3）血液凝固因子

・活性化されると次の因子を順次活性化していく.

・Ⅲ，Ⅳ，Ⅷ因子以外はすべて肝臓で合成される.

- Ⅱ，Ⅶ，Ⅸ，Ⅹ因子の合成は，ビタミンKに依存する．
- **ワルファリン**はビタミンKの代謝を阻害することで抗凝固作用を示す．

C 線溶

- フィブリン血栓が形成されると，フィブリン溶解反応（線維素溶解：線溶）も活性化される．
- フィブリン線維の生成後，プラスミンによるフィブリン血栓の溶解が始まり，過度の血流障害や血管閉塞を起こさないよう作用する．

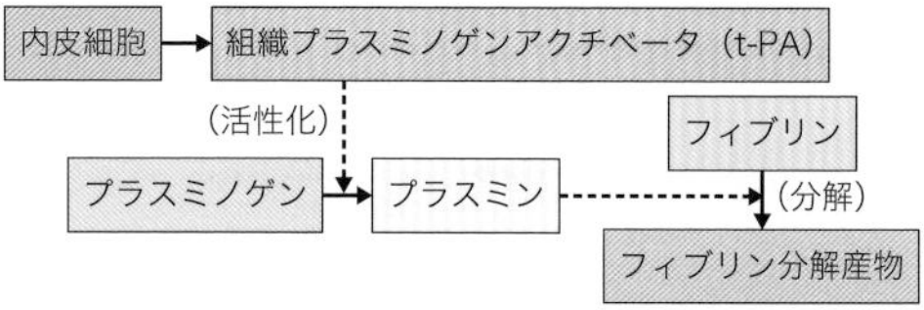

Ⅳ．血液型

A ABO式血液型

- ヒト赤血球表面には凝集原（抗原）が2種類（A抗原とB抗原）存在する．
- A抗原とB抗原の有無の組み合わせで4種類の血液型に分類される．
- 血漿中に凝集素（抗体）が存在する．
  A型のヒトの血中には抗B抗体が，B型には抗A抗体が存在する．
- 輸血時に血液型を合わせないと凝集が起こり，不適合となる．

血液型	赤血球	血清
A型	A型抗原	抗B抗体
B型	B型抗原	抗A抗体
AB型	A型抗原，B型抗原	抗体なし
O型	抗原なし	抗A抗体，抗B抗体

B Rh式血液型

- ヒト赤血球上に存在するアカゲザルとの共通抗原の存在の有無による血液型
- Rh抗原をもつ場合をRh（+），もたない場合をRh（−）とする．

Chapter 3

循環器系

Check Point

・心筋の活動電位の特性と刺激伝導系を説明できる.
・心周期と心臓の電気活動・心電図との対応を説明できる.
・血液循環経路と各血管の役割，名称を説明できる.
・循環器系の神経性・液性・局所での調節機構を説明できる.

Ⅰ. 心　臓

A 心筋の性質と活動電位

1）心筋

特殊心筋（ペースメーカーと刺激伝導系を構成）と固有心筋（ポンプ機能の実体）よりなる.

2）心筋の活動電位の特性

①活動電位の発生に細胞外からの Ca^{2+} 流入がかかわる.
② Ca^{2+} の流入中は，高い膜電位が維持され，心筋活動電位の**プラトー相**とよぶ.
③ Ca^{2+} 流入により筋小胞体からの Ca^{2+} 放出（Ca^{2+} 誘導体 Ca^{2+} 放出）が生じ，筋収縮に至る.

3）洞房結節（および房室結節）の活動電位　よくでる

・一定の静止膜電位レベルをとらない.
・電位は最低レベル（−60 mV）まで下がると，自発的に緩徐な上昇相に移行する（緩徐脱分極＝歩調取り電位：Ca^{2+} 流入）⇒ペースメーカー
・**刺激伝導系**：洞房結節（ペースメーカー）⇒（心房筋の興奮）⇒房室

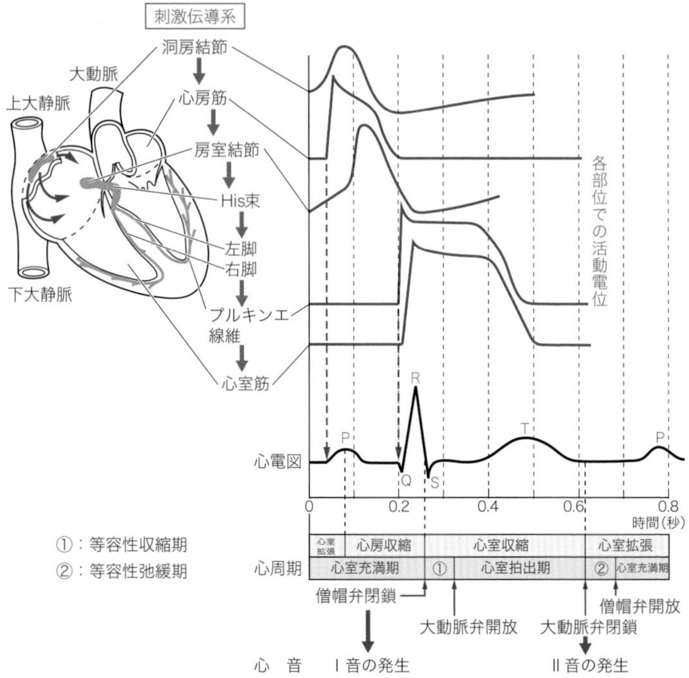

結節➡His 束➡右脚・左脚に分枝➡プルキンエ線維網➡（心室筋全体に興奮が伝わる）

4）心房筋・心室筋・プルキンエ〈Purkinje〉線維の活動電位　よくでる

洞房・房室結節と異なり，立ち上がりの速い上昇相（Na^+の流入）の後，一定レベルで電位が部位により数 10〜100 ミリ秒維持される（プラトー相：Ca^{2+}流入による）．

B 心電図

心臓の電気的興奮を体表面から記録する．通常は 12 誘導を記録する．

1）双極肢誘導

第Ⅰ誘導（左手－右手の電位差），第Ⅱ誘導（左足－右手の電位差），第Ⅲ誘導（左足－左手の電位差）

2）単極子誘導

aVR 誘導（右手の電位），aVL 誘導（左手の電位），aVF 誘導（左足の電位）．右手，左手，左足 3 点の中心部と各点の電位差を測定

3）単極胸部誘導

V1～V6 誘導（V1，V2：右室を反映，V3，V4：心室中隔を反映，V5，V6：左室を反映）

心電図各波と心興奮の対応

P 波	心房が興奮している期間．振幅と波幅（継続時間）をみる．
QRS 群 （持続時間）	心室筋が興奮を始めてから，心室全体に興奮が広がっていく過程に相当
T 波 （持続時間）	心室筋が再分極していく過程にあたる．心室に異常があると逆転することもある．
PQ 間隔 （PR 間隔）	房室間の興奮伝導時間．Q 波がみられない誘導では PR 間隔
ST 部分	心室全体が興奮している期間．虚血性心疾患ではこの部分に変化が現れる（S 波終了から T 波開始までの平坦部）．
QT 間隔	心室の興奮の始まりから再分極終了までに対応する（心室興奮時間）．
PP 間隔 （RR 間隔）	心周期に対応する．P 波の始まりがわかりにくい場合は，RR 間隔とする．この値より心拍数が求められる． 心拍数（回 / 分）＝60÷（RR（PP）時間）

C 心臓の機能

1）心拍数

・一定の時間内に心臓が拍動する回数（通常は 1 分間の拍動数）

・**安静時心拍数**：60～90（女性のほうが若干多い）．
一般に新生児が最も高く加齢により低下する．

・**頻脈**：安静時心拍数が 100 を超える場合

・**徐脈**：安静時心拍数が 60 を下回る場合

2）心拍出量

1 回拍出量：1 回の心拍動で心室から拍出される血液量（60～80 mL）

心拍出量：1 分間に心室から拍出される血液量（4.5～5.5 L/分）

心拍出量＝1 回拍出量×心拍数

心拍数の増減

要因	心拍数増加	心拍数減少
圧受容器反射	高圧受容器興奮の減弱	高圧受容器興奮の増加
	低圧受容器興奮の増加	
自律神経活動	交感神経の興奮(陽性変時作用)	副交感神経の興奮(陰性変時作用)
呼吸(幼児で特に)	吸息	呼息
疼痛	体幹部の急性疼痛	強い疼痛(特に三叉神経支配領域の痛覚)
ホルモン	アドレナリン，甲状腺ホルモン	ノルアドレナリン
身体活動・状態	運動時，発熱時	安静時
体位変化	起立時	立位から仰臥位への体位変化

Ⅱ．血液循環

A 血液循環路

1）体循環

左心室➡大動脈➡（組織）毛細血管➡上・下大静脈➡右心房

2）肺循環

右心室➡肺動脈➡（肺）毛細血管➡肺静脈➡左心房

3）門脈系

・毛細血管網の間に存在（毛細血管網同士を直列状に繋いでいる血管）

・肝門脈（消化管と肝臓），下垂体門脈（視床下部と下垂体前葉間）

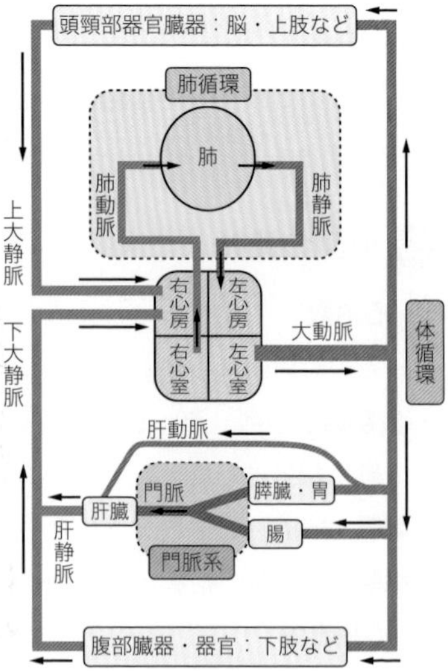

ヒト血管系の配列(循環路)

動脈血の流れる血管

静脈血の流れる血管

門脈系(肝門脈)

B 動脈血と静脈血

肺を境として，血液は O_2 を受け取り，CO_2 を排出するため，血液の性質が変わる．

1）動脈血

- O_2 に富む（Po_2 が高い）血液
- **体循環の動脈系**と**肺静脈**を流れる．

2）静脈血

- O_2 が少なく CO_2 が多い（Pco_2 が高く，Po_2 が低い）血液
- **体循環の静脈系**と**肺動脈**を流れる．

C 血管の種類と役割

種類	直径	断面積合計（cm^2）	含有血液量（%）		特徴	機能的名称
大動脈	25 mm	5	(8)	15	弾性線維が豊富．	弾性血管
中動脈	4 mm	20	(5)		弾性線維は徐々に減少していく．平滑筋が多い．	筋性血管
細動脈	30 μm	40	(2)		急に細くなる（血管抵抗が大きい）．血管収縮神経支配が豊富．平滑筋が多い．	抵抗血管
毛細血管	8 μm	2,500		5	血管壁はほぼ内皮細胞のみから構成．	交換血管
細静脈	40 μm	250	(25)	60	構成は毛細血管と同様だが，内皮細胞間の結合は堅固になっていく．	容量血管
静脈	5 mm	80			コラーゲン線維，弾性線維，平滑筋がそろうが，動脈に比べいずれも少なく血管壁は薄い．	
大静脈	30 mm	8	(35)			

1）大動脈（弾性血管）

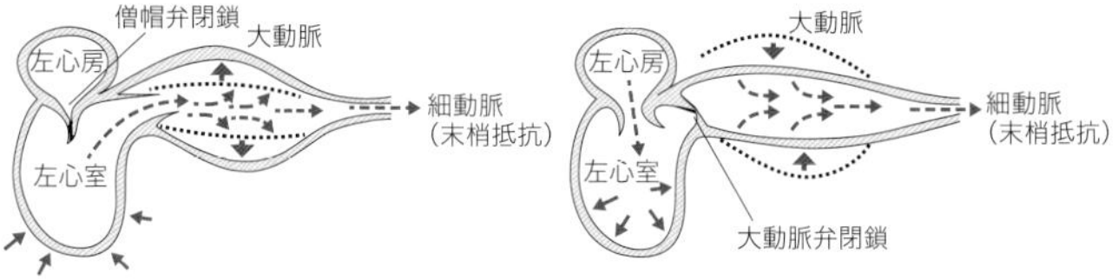

心収縮期（収縮期血圧）　心拡張期（拡張期血圧）

・伸縮性に富み，膨らませると元に戻る➡心収縮期に膨張して血液を貯留➡心拡張期に縮み，血液を末梢へ送る．

・拡張期血圧の原動力，断続的な心拍出を連続的な血流とする．

2）細動脈（抵抗血管）

末梢血管抵抗はほとんど細動脈の抵抗による．血管収縮神経（交感神経）支配が豊富．毛細血管への（組織）血流量調節も行う．

3）毛細血管（交換血管）

末梢組織液間と物質交換を行う．

4）静脈系（容量血管）

・大静脈・静脈・細静脈

・動脈に比べ弾性が低い．血液を貯留する（全循環血液量の60％以上は静脈系に存在）．

動脈系（特に大動脈）を“ゴム風船”にたとえれば，静脈系は“ビニール袋”！

D 血流の配分

各臓器・器官・組織への血流量は一定ではなく，血液の需要の多寡により調節される．

1）骨格筋

安静時は15％程度の血流量だが，**運動時には（最大）80％**の血流が集まる．

2）肝臓

安静時に最も血流量が多い．運動時は血流量の比率が著しく減少する．

3）腎臓

安静時に**単位重量あたりの**血流量が最も多い．運動時は血流量の比率が著しく減少する．

4）脳

常に一定量の血流が維持される．

Ⅲ．循環調節

A 循環器系の調節機構

1）神経性調節

自律神経系による調節

（1）心収縮機能の調節 (→ p.28 の表参照)

（2）血管収縮状態の調節

末梢血管抵抗の調節

2）液性調節

ホルモンによる調節

3）腎機能による体液量の調節

＝血液量の調節

4）局所調節機構（局所因子）

全身の血圧には影響しないが，局所の血液供給量調節に重要

B 血管を収縮または拡張する要因

要因	収縮因子(血圧上昇)	拡張因子(血圧低下)
局所因子	局所温度の低下，自己調節(ずり応力など) 血小板由来：セロトニン 血管内皮細胞由来：エンドセリン，トロンボキサン A_2	代謝によるもの：P_{CO_2} の増加，P_{O_2} の減少, 乳酸の増加, 局所 pH の低下, K^+，アデノシン，局所温度の上昇 損傷・炎症などによるもの：サブスタンス P，ブラジキニン，ATP，ヒスタミン 血管内皮細胞由来：NO
液性調節(ホルモン)	アドレナリン, ノルアドレナリン, アンジオテンシン II，バソプレシン(抗利尿ホルモン：ADH)	心房性 Na^+ 利尿ペプチド(ANP)
神経活動	交感神経活動の亢進	交感神経活動の減弱

NO：一酸化窒素

C 血圧の神経性調節 よくでる

1）神経性調節の反射弓

受容器	求心神経経路	中枢	遠心路
頸動脈洞（圧受容器）	舌咽神経	延髄（心臓血管中枢） 延髄孤束核 ⇒吻側・尾側延髄腹外側部（交感神経経路） ⇒疑核・迷走神経背側核（副交感神経経路）	迷走神経（副交感神経） 心臓促進神経（交感神経） 血管運動神経（交感神経） 副腎髄質（カテコールアミン分泌）
大動脈弓（圧受容器）	迷走神経		
大動脈小体（化学受容器）	迷走神経		
頸動脈小体（化学受容器）	舌咽神経		
心肺部圧受容器（低圧受容器）	迷走神経		下垂体後葉（バソプレシン） 腎臓（レニン−アンジオテンシン−アルドステロン系）

2）圧受容器反射

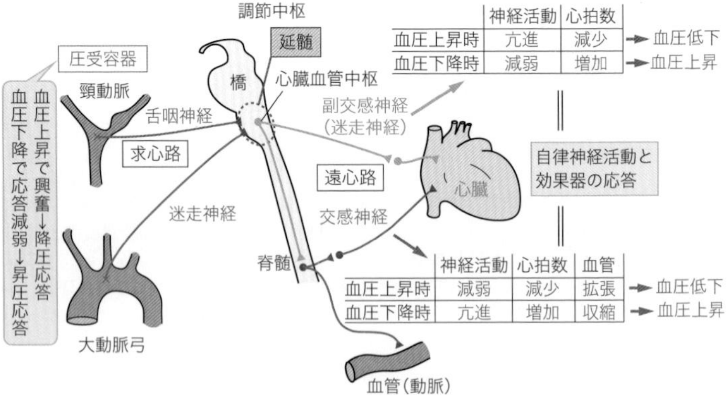

(1) 血圧上昇時

⇒圧受容器の興奮（大動脈弓・頸動脈洞）⇒心臓血管中枢

①⇒心臓迷走神経の興奮⇒心拍数の減少（血圧低下）

②⇒心臓・血管・副腎髄質支配の交感神経の抑制⇒心拍数の減少・血管拡張・カテコールアミン分泌低下⇒血圧低下

(2) 血圧低下時

血圧が低下した場合は，(1) と逆の反応が生じ血圧上昇をもたらす．

3) 心肺部圧受容器反射

血液量の減少→低圧受容器の興奮減弱→心臓血管中枢

①腎臓支配の交感神経興奮→レニン-アンジオテンシン-アルドステロン系の賦活化

②視床下部（室傍核・視索上核）の興奮→バソプレシン分泌の亢進

→腎臓での Na^{+} および水の再吸収量増加→循環血液量の増加

また，飲水中枢が刺激され，飲水行動を誘発する．

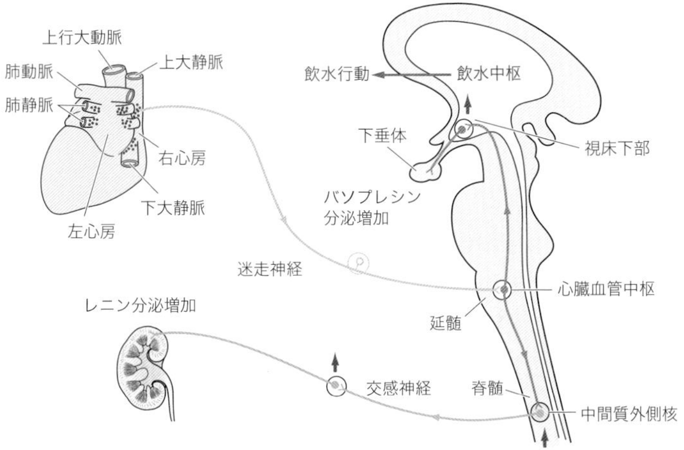

（佐藤，基礎歯科生理学，第 6 版，2014）

4) 化学受容器反射（大動脈小体と頸動脈小体）

血中の Pa_{CO_2}（上昇）および Pa_{O_2}（低下）を感知→化学受容器の興奮

→情報は呼吸中枢と心臓血管中枢の両者に送られる．

反射応答

①呼吸器応答：呼吸数と 1 回換気量の増加

②循環器応答：心機能の変化＝心拍数と 1 回拍出量の増加

Chapter 4

呼吸器系

Check Point

- 呼吸のメカニズムと呼吸筋（吸気筋と呼気筋）の働きを説明できる．
- 肺容量の区分と基準値および異常を説明できる．
- 呼吸の調節機構について説明できる．

Ⅰ．呼吸器系

A 呼吸の過程

①換気：肺と外気の間でのガス交換（**外呼吸**）

②肺胞気と毛細血管内血液間でのガスの移動

（O_2：肺胞→血液，CO_2：血液→肺胞）

③血中のガス（O_2，CO_2）の運搬

④組織での毛細血管↔細胞間のガスの移動（**内呼吸**）

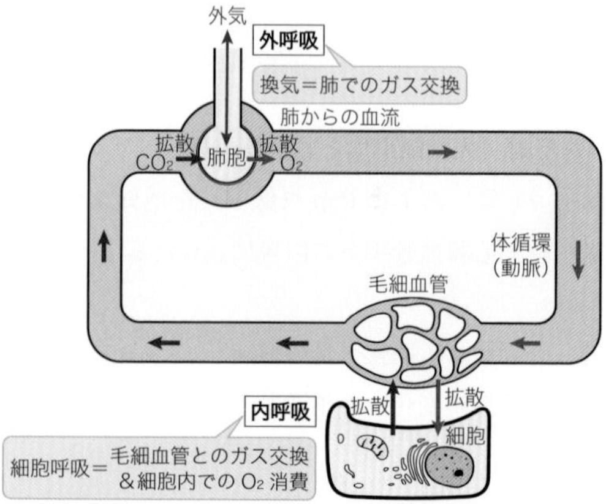

B 呼吸器系の構成

・気道（鼻腔・咽頭・喉頭・気管），肺胞，胸郭

・気管はさらに分岐しながら，気管➡気管支➡細気管支➡呼吸細気管支➡肺胞道➡肺胞嚢，となる．

C 肺胞でのガス交換

1）ガス交換部（呼吸膜）の構成

①血管内皮細胞，②基底膜，③肺胞上皮，さらに肺胞内部は表面膜皮膜（表面活性物質：**サーファクタント**）で覆われている（血液–空気関門）．

2）拡散に影響を及ぼす要因

呼吸が障害される要因

・ガスの移動は O_2 と CO_2 の拡散により行われ，以下の影響を受ける．

①拡散距離の増大：肺炎や肺浮腫では細胞外液の増大などで距離が広がる．

②面積減少：肺気腫や肺切除により肺胞の総表面積が減少する．

③ガスの分圧差減少：換気障害（→ p.38 参照）や血流障害で分圧差は減少する．

Ⅱ．呼吸運動

A 呼吸の機序

・呼吸は肺自体が能動的に収縮して行われるのではない（**肺は収縮する能力をもたない**）．

・呼吸運動は，呼吸筋の収縮によって胸郭内の容積を変化させ，胸郭内の圧を陰圧・陽圧にすることで行われる．吸気時，胸郭内が陰圧になり息から肺の中に空気が引き込まれる．

B 呼吸筋群 よくでる

呼吸筋の分類

吸気筋	横隔膜	最も主要な吸気筋．胸郭の垂直方向の距離を増大させる．肋骨も外向きに拡大し，胸郭容積を増大させる．
	外肋間筋	肋骨を挙上し，前方移動させる．胸郭の横径，前後径ともに拡大する．
	斜角筋	補助吸気筋．第 1・第 2 肋骨を挙上する．
	胸鎖乳突筋	補助吸気筋．胸骨を挙上する．
呼気筋	内肋間筋	能動的に呼気を行うときに働く．外肋間筋と反対の働きをする．安静時呼吸では胸郭の弾性により胸郭容積が元に戻ることで呼気が行われる．
	腹筋群	腹直筋，外腹斜筋，内腹斜筋など．腹圧を高める（陽圧にする）ことで胸郭を圧迫し，胸郭容積を減じる．

- 肺の伸展性（ふくらみやすさ）を**コンプライアンス**という．
- コンプライアンスは肺の圧変化と容積変化の比で表される．

C 呼吸運動の過程

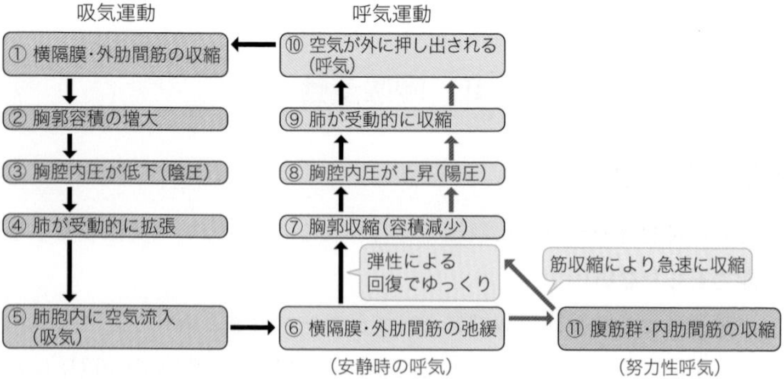

D 呼吸数

- 成人健常者の呼吸数：12～18 回/分
- 新生児は 40～60 回/分と多く，加齢とともに減少する．
- 徐呼吸：12 回/分未満
- 頻呼吸：24 回/分以上

Ⅲ．肺気量分画 よくでる

A 肺気量分画

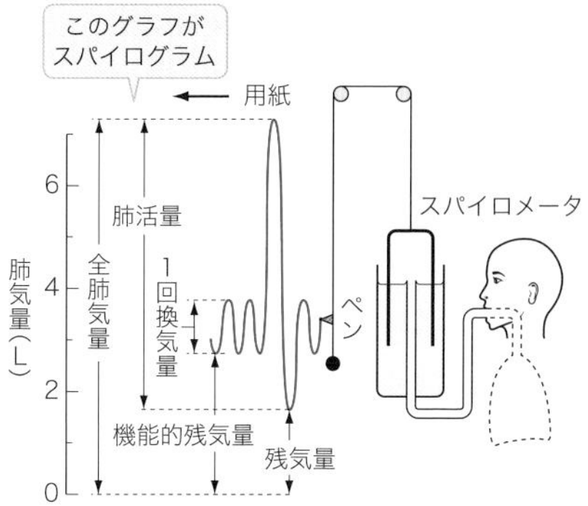

スパイロメータによる肺気量の測定

1）1 回換気量

安静時の 1 回の呼吸で肺に出入りする空気の量．成人では約 500 mL

2）毎分換気量

1 回換気量 × 呼吸数

3）予備吸気量

安静時の吸気量からさらに吸入できる吸気量

4）予備呼気量

最大呼息で，安静時の呼息よりさらに呼出できる呼気量

5）残気量

最大呼気時に肺に残る空気量 ＜ 肺内の空気を全部呼出することはできない！

6）機能的残気量

安静時呼気で肺内に残る空気量

7）肺活量

- 最大吸気から呼出可能な最大空気量（最大吸気位と最大呼気位の差分）
- あるいは，肺活量 = 予備吸気量 + 1 回換気量 + 予備呼気量

8）%肺活量

%肺活量 = 肺活量（実測値）÷ 予測肺活量 × 100（%）

> 予測肺活量は，性別，身長，年齢による計算式で求められる．

9）全肺気量

肺全体の空気量．最大吸気をした際の肺内の空気量

10）死腔

・気道の空気はすべて換気されず，気管支などに存在する空気はガス交換に関与しない．ガス交換に関与しない気道内の空気量を死腔という．

・通常は1回換気量の30％（約150 mL）

11）努力性肺活量

通常の測定と異なり，できるだけ速く呼出させて測定した肺活量

12）1秒量

できるだけ速く呼出させた際の1秒間の呼気量

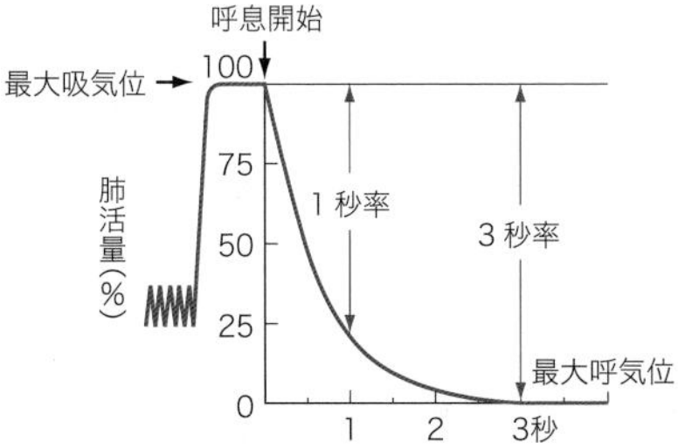

強制呼出曲線

13）1秒率

・1秒間で肺内の空気の何％を呼出できるかを測る．

・1秒率＝1秒量÷努力肺活量×100(％)

B 換気障害

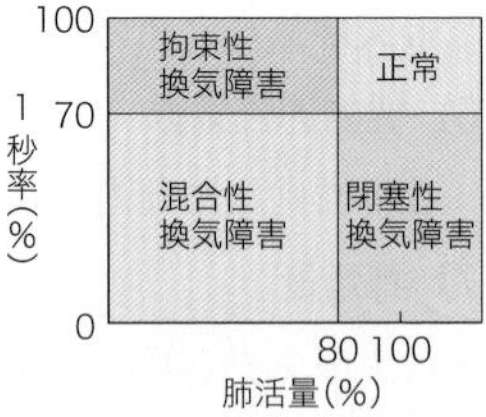

1）正常な換気量

％肺活量は80％を超え，1秒率は70％を超える．

2）閉塞性換気障害

・1秒率70％以下

・気道の狭窄や肺の過膨張などによる（気管支炎，慢性閉塞性肺疾患COPD，肺気腫など）．

3）拘束性換気障害

・％肺活量80％以下

・肺の容量減少による（間質性肺炎，肺線維症，じん肺など）．

4）混合性換気障害

閉塞性換気障害と拘束性換気障害を併発した状態

Ⅳ．呼吸調節

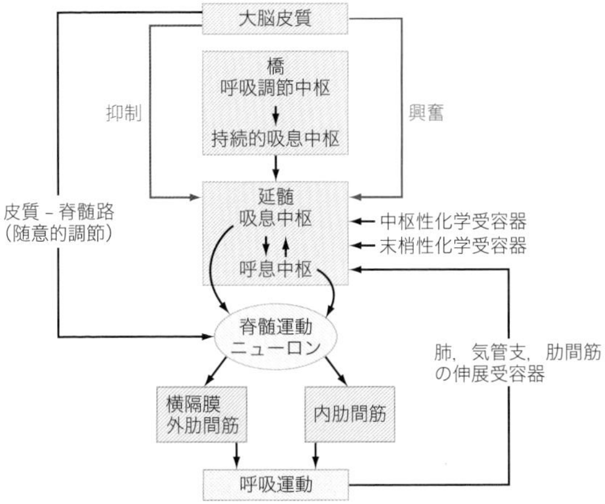

呼吸中枢とその活動に影響を与える要因
（Moffett ほか，Human Physiology, 2nd ed, 1993 より改変，
松本，基礎歯科生理学，第 6 版，2014）

A 呼吸中枢

・呼吸運動は意識しても行えるが，通常は無意識下に自動的に行っている（**半自動運動**）．

延髄・呼吸中枢

・呼吸筋に収縮命令（インパルス）を送る一群のニューロンが存在

・呼吸リズム・呼吸パターンの形成

B 呼吸の化学調節（化学受容器反射）

1）調節機構の誘発刺激

① P_{CO_2} の上昇（CO_2 量の増加）
② P_{O_2} の低下（O_2 量の減少）
③ pH の低下（H^+ 量の増加）

} いずれも呼吸数・換気量を増大させる.

2）化学受容器

（1）末梢性化学受容器

・**頸動脈小体**➡（求心路）舌咽神経
・**大動脈小体**➡（求心路）迷走神経

} ➡呼吸中枢

（2）中枢性化学感受領域（延髄腹側表面）

・脳脊髄液中の pH の低下に反応する.

・**血液脳関門**（**BBB**）は CO_2 を通しやすく，H^+ は通しにくい．BBB を透過した CO_2 は，$CO_2 + H_2O \rightarrow H_2CO_3 \rightarrow H^+ + HCO_3^-$ の化学平衡式により H^+ を生じ，生じた H^+ を受容している.

血液脳関門：blood brain barrier（BBB）

3）反射応答

いずれの化学受容器からの情報（受容器の興奮）も，1 回換気量の増大，呼吸数の増加など呼吸促進効果をもたらす.

C 伸展受容器

・伸展受容器は肺や気道内に存在する.

・気道内圧の変化に感受性があり，吸息によって内圧が高まると活動が亢進する．➡吸息を抑制・呼息を促進➡吸息から呼息への切替

呼吸リズムを調節している！

Chapter 5

腎機能と体液の調節

Check Point

・腎臓の構造と機能を説明できる.
・ネフロンの構成と機能を説明できる.
・クリアランスの概念を説明できる.
・体液量と体液浸透圧の調節機構の概要を説明できる.
・体液の酸－塩基平衡を説明できる.
・排尿の機構を説明できる.

Ⅰ．腎臓の機能

1）尿の生成

・体液中の物質の選別：必要な物質は保持，不要物は濃縮・排泄
・尿量：1～1.5 L/日

2）体液量（水分量）の調節

3）循環血液量の調節

⇒血圧の長期的な調節

4）体液浸透圧の調節

5）体液の酸–塩基平衡（体液 pH の調節）

肺（呼吸）との協調作用

6）内分泌機能

(1) レニン分泌

・レニンはアンジオテンシノゲンからアンジオテンシンⅠを生成するタンパク質分解酵素
・傍糸球体細胞からレニン分泌⇒体液量・血圧の調節系（**レニン–アンジオテンシン–アルドステロン系**）

(2) エリスロポエチン分泌

低酸素（Po_2 の低下）に応答して尿細管間質細胞からエリスロポエチン分泌➡赤血球新生促進因子➡赤血球の産生調節

(3) 活性型ビタミン D_3 の産生

血中 Ca^{2+} 濃度の調節にかかわる（→ p.56，57，59 参照）

Ⅱ．腎臓およびネフロンの構造と機能

→構造の詳細は『パーフェクトマスター口腔解剖学』参照

A ネフロン

・腎臓の最小機能単位で，腎小体と尿細管からなる．

・ネフロン（腎小体➡近位尿細管➡ Henle ループ➡遠位尿細管）➡集合管

B 腎小体（Malpighi 小体）

1）構成

糸球体（輸入細動脈から分岐した毛細血管網）と Bowman 嚢（糸球体を囲む被膜）からなる．

2）機能

・糸球体濾過（血漿を濾過）

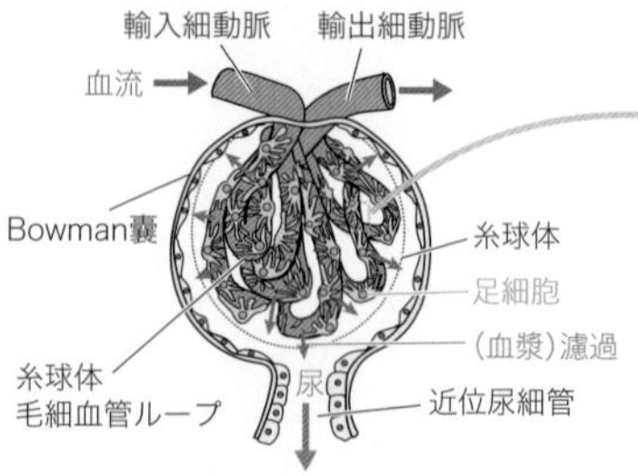

腎小体の構造

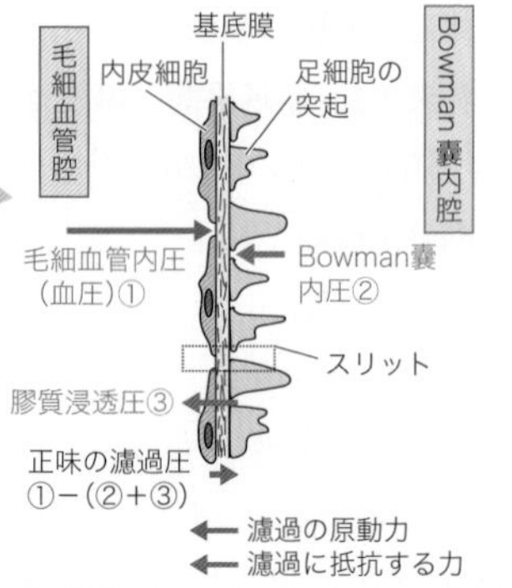

糸球体濾過（スリット）と濾過の機序

・**有窓血管内皮細胞**（毛細血管壁に多数の細孔が開いている），内皮細胞層を囲む**基底膜**，**足細胞**（podocyte）が櫛の歯のように互いに組み合わせて毛細血管にからみつき，**スリット**を形成している．

・スリットが濾過膜となり，スリットの幅より小さい物質を透過させる（限外濾過）．

・血中成分のうち，①血球（含まれる尿は血尿），②血漿タンパク質（含まれる場合はタンパク尿）は濾過されない．

C 尿細管

・糸球体で濾過された血漿濾液（原尿）は尿細管を流れ，生体に必要な物質は選択的に再吸収される．

・糸球体で濾過しきれずに血中に残った物質のうち，生体に不要な物質は尿細管で原尿中に分泌（排泄）される．

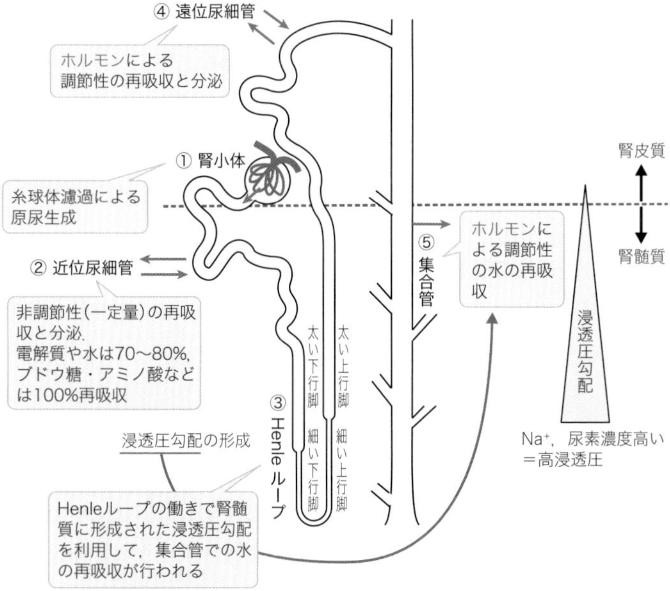

ネフロンの構造と腎臓における尿生成の過程

1）近位尿細管での再吸収と分泌

（1）再吸収

・原尿中の**ブドウ糖・アミノ酸などの栄養素**は，ほぼ **100%近位尿細管で再吸収**される．

・**イオンや水の 70～80%も近位尿細管で再吸収**される．

CHECK! 近位尿細管での再吸収

①ホルモンに依存しない（近位尿細管はホルモンの作用点ではない）．
②いずれの物質も尿細管中で最も多く再吸収される（物質透過性が最も高い）．

（2）分泌（排泄）

H^+，NH_3^-，尿酸，パラアミノ馬尿酸，代謝による老廃物，投薬された薬剤（水溶性のもの）の大部分は近位尿細管で原尿中に分泌される．

2）Henle ループ

（1）構造

水を再吸収　Na⁺を再吸収（拡散）　Na⁺を再吸収（能動輸送）

・太い下行脚➡細い下行脚➡細い上行脚➡太い上行脚

・腎皮質から腎髄質に下降し，腎髄質で U 字状に曲がって，下行脚と平行して上行する（対向流増幅系）．

（2）機能

腎髄質に**浸透圧勾配**を形成する．浸透圧勾配（腎皮質から腎髄質外層，腎髄質内層の順に浸透圧が高くなる）の形成によって，尿細管では低張な原尿からも効率よく水を再吸収することが可能となる．

CHECK! 浸透圧勾配

Henle ループの機能により，腎髄質では深部に行くほど組織の浸透圧が上昇し，水を再吸収する力が強くなっている．これを浸透圧勾配という．

3）遠位尿細管・集合管

(1) ホルモンの標的部位

ホルモン作用によって物質透過性が大きく変化する．この部位に作用するホルモンには以下のものがある．

①**バソプレシン（抗利尿ホルモン：ADH）**：水の再吸収を促進する．⇒尿量減少

②**アルドステロン**：Na^+の再吸収を促進する．Na^+再吸収による間質浸透圧の上昇で水も一緒に再吸収される．

③**心房性 Na 利尿ペプチド（ANP）**：Na^+再吸収を抑制する（アルドステロン作用を抑制）．また，糸球体血管を拡張し，糸球体濾過量を増加させる．⇒利尿作用

④**パラトルモン〔副甲状腺ホルモン（上皮小体ホルモン：PTH）〕**：Ca^{2+}の再吸収を促進する．腎臓でのビタミン D の活性化も促進する．

(2) 再吸収と分泌

再吸収：Na^+と水（ホルモン依存），Cl^-，尿素

Henle ループで分泌され循環する
⇨浸透圧勾配に寄与

分泌：K^+，H^+，NH_3 などを原尿に分泌

Ⅲ．腎クリアランス

A クリアランスの概念

・腎機能を把握する概念（清掃率）．単位は（mL/分）

・「血漿中に化学物質 X が存在するとき，血流が腎臓を通過する間に，1 分間当たり何 mL の血漿から化学物質 X を除去することができたか」を示す指標

$C_X = U_X \times V / P_X$（mL/分）

C_X：化学物質 X に対するクリアランス，U_X：尿中濃度，V：1 分間の尿量，P_X：物質 X の血漿濃度

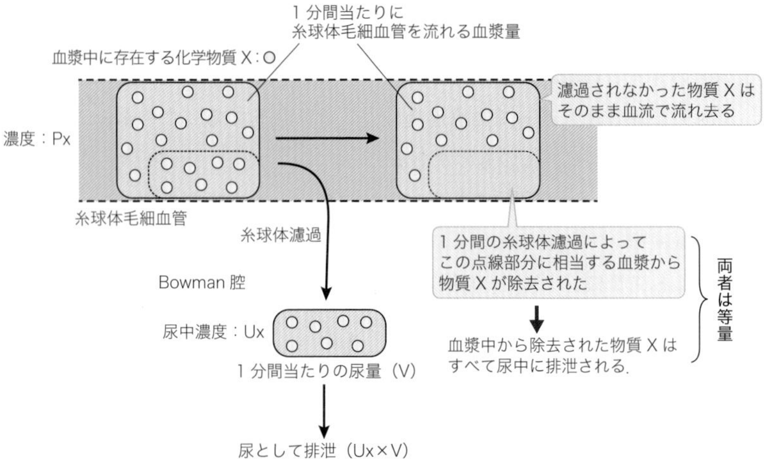

B 糸球体濾過量 (glomerular filtration rate：GFR)

・1 分間当たりに腎臓のすべての糸球体で濾過される血漿量

・腎機能の指標で，健常者では，約 **100 mL**/分（**100〜140 mL**/分）

・糸球体で濾過され，**尿細管で再吸収も分泌もされない物質**のクリアランスに等しい.

測定に用いられる物質

①イヌリン：植物のもつ果糖を含む多糖類（外因物質として静脈内に持続点滴）

②クレアチニン：骨格筋のエネルギー供給物質であるクレアチンの代謝産物（内因性物質で筋のクレアチン代謝産物）

C 腎血漿流量 (renal plasma flow：RPF)

・1 分間当たりに腎臓を流れる血漿量

・健常者では，500〜700 mL/分

・腎臓を一度通過するとほぼ全量が血漿中から除去されるパラアミノ馬尿酸（PAH）のクリアランスに等しい.

Ⅳ．腎臓による体液量と体液浸透圧の調節 よくでる

容量調節系と浸透圧調節系は，お互いに協調して体液量と浸透圧の調節を行っている．

A 容量調節系

1）体液量低下での調節系

・レニン-アンジオテンシン-アルドステロン系

・レニンの分泌は，腎血流量の低下（腎血圧低下）のほか，尿細管中の Na（Cl）流量の低下や交感神経活動によっても促進される．

2）体液量増加での調節系

心房性 Na 利尿ペプチド（ANP）

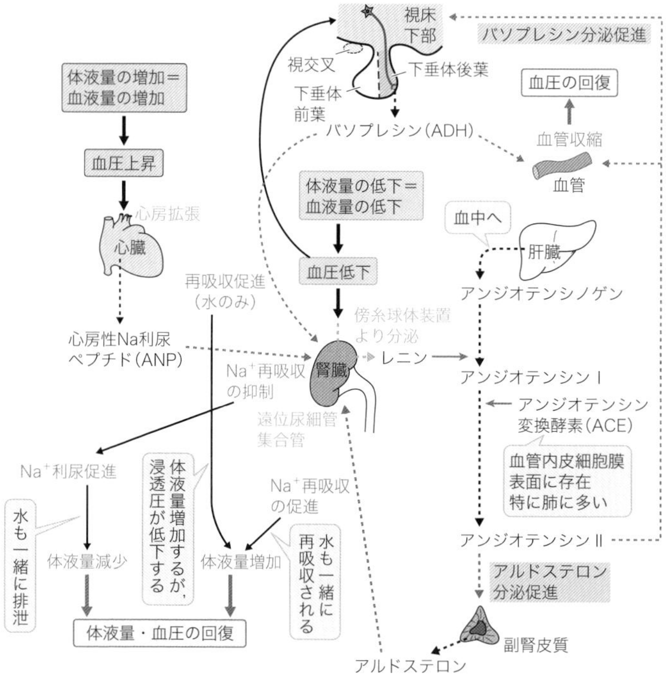

容量調節系

B 浸透圧調節系

①浸透圧が上昇した場合，まず**バソプレシン（ADH）**の作用で水だけを再吸収して，体液濃度を低下させる➡浸透圧低下

②浸透圧は低下しても体液量（水分量）が増加してしまうので，**心房性Na 利尿ペプチド（ANP）**の作用で利尿を促し，体液量を減少させ元の状態に戻す．

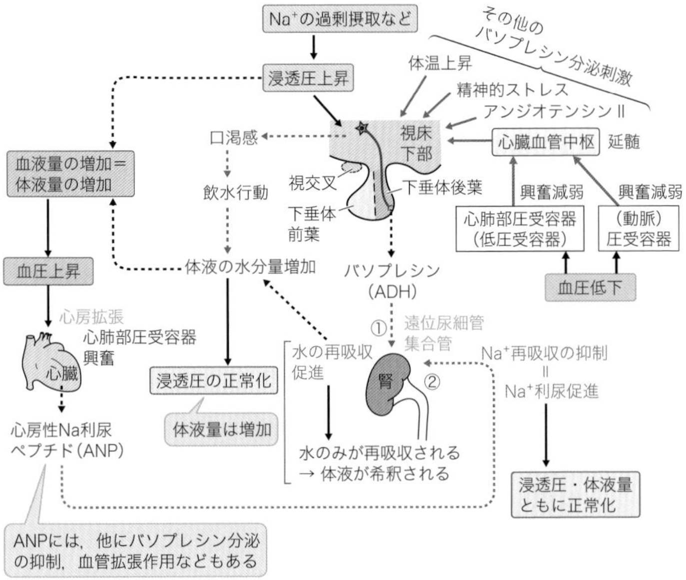

浸透圧調節系

V．酸-塩基平衡 よくでる

A 体液の緩衝系

体液 pH：7.35～7.45 ← 体液の生理的な中性点は 7.4

1）重炭酸緩衝系

体液の緩衝系として最も重要である．

2）リン酸塩緩衝系

・緩衝能は強いが，細胞外液ではリン酸濃度が低く，作用は小さい．

・細胞内液はリン酸濃度が高く，この緩衝系が強力に働く．

3）血漿タンパク質緩衝系（主にアルブミンに H^+ が結合）

4）ヘモグロビン

B 重炭酸緩衝系と腎臓・肺の役割

・呼吸による調節：肺では炭酸から CO_2 と H_2O が解離し，生じた CO_2 は呼吸により排出される．

・体内での CO_2 の増加（換気障害などによる）は，上記の化学平衡式を右方に進行させ，血液の pH は酸性化する．

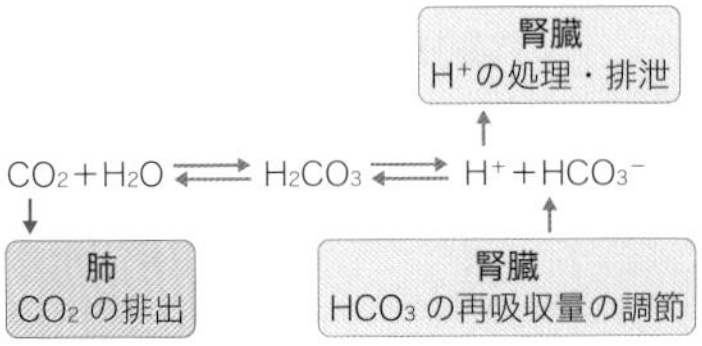

CO_2 の増加は H^+ を増加させるため，揮発性酸とよばれる．

C 酸–塩基平衡の異常

1）アシドーシス

pH 7.35 以下の状態＝体液の**酸性**化

2）アルカローシス

pH 7.45 以上の状態＝体液の**アルカリ性**化

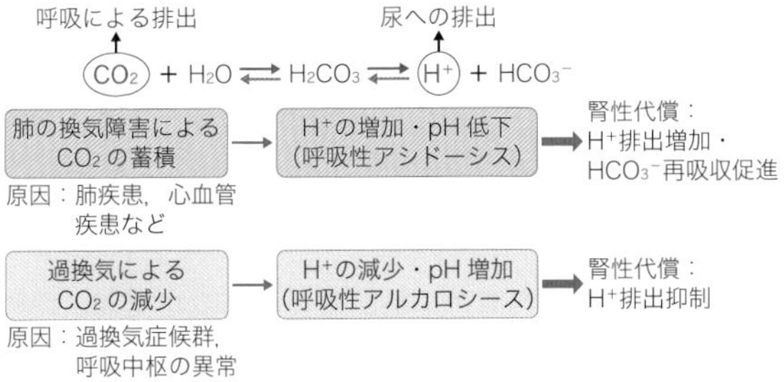

呼吸性の酸塩基平衡の異常

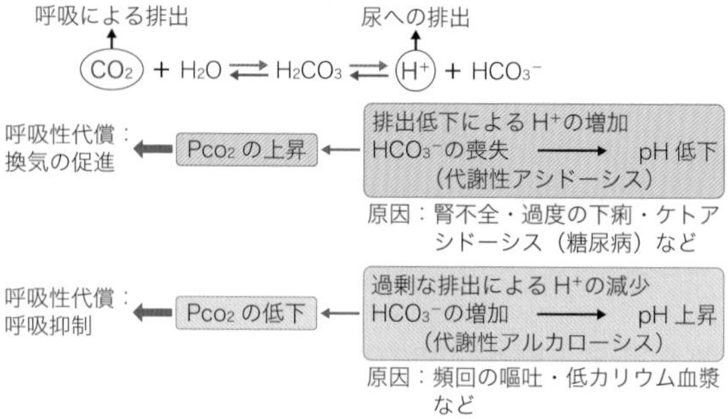

代謝性の酸塩基平衡の異常

Ⅵ. 排尿の機構

A 蓄尿反射

蓄尿➡①膀胱の軽度な伸展刺激（伸展受容器）➡②骨盤神経・求心路（内臓感覚）➡③仙髄（ここからa，bの2つに分かれる）

a：脊髄内を情報が上行➡④腰髄（交感神経節前ニューロンが存在）➡⑤下腹神経（遠心路・交感神経興奮）➡⑥膀胱周囲筋（排尿筋）の弛緩（β_3受容体）と内尿道括約筋の収縮（α_1受容体）

b：③仙髄前角の体性運動ニューロンが活性化➡⑦陰部神経（遠心路・体性運動神経興奮）➡⑧外尿道括約筋の収縮

➡膀胱が弛緩し，内・外尿道括約筋が収縮することで蓄尿が進む.

B 排尿反射

・膀胱の尿充満が進行すると（尿量が400 mLを超えるくらい），求心性入力が増強し，排尿に切り替わる.

・400 mL程度の膀胱内尿充満➡①膀胱の伸展刺激が増強（伸展受容器）➡②骨盤神経・求心路（内臓感覚）➡**仙髄（排尿中枢）**（ここからa〜cの3つに分かれる）

a：③情報は脊髄を上行し大脳皮質（感覚野）へ（強い尿意発現）

b：④情報は排尿調節中枢（橋）にも入力➡興奮が脊髄を下行（ここからさらにb-1，b-2の2つに分かれる）

b-1：⑤仙髄の副交感神経節前ニューロンを刺激➡⑥骨盤神経・遠心路➡膀胱周囲筋の収縮

b-2：⑦腰髄・延髄の交感神経出力を抑制➡⑧内尿道括約筋弛緩

c：⑨大脳皮質運動野からの下行性情報➡⑩仙髄前角の体性運動ニューロンを抑制➡⑪外尿道括約筋弛緩（随意的制御）

➡**排尿**

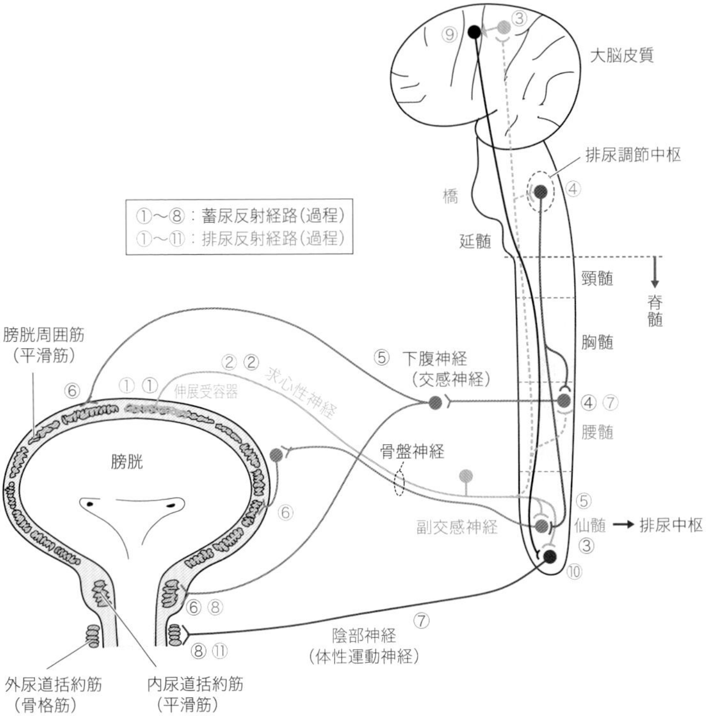

Chapter 6

ホルモンと内分泌

Check Point

・ホルモンと内分泌の定義を説明できる.
・化学構造によるホルモンの分類と作用機序の違いを説明できる.
・ホルモン分泌の調節機構を説明できる.

I. 分泌の定義

分泌とは，細胞が細胞外へ化学物質を放出することをいう.

1）外分泌

・外環境に化学物質（汗や涙液など）を分泌することをいう.
・消化管管腔内は外環境なので，**消化液分泌は外分泌**である.

2）内分泌

血中に化学物質を分泌し，血流によって遠隔の組織・器官に運ばれて少量で特異的作用を発揮する.

3）傍分泌

化学物質を**組織液中**に分泌し，拡散によって近傍の細胞に作用する.

血中ではない

4）自己分泌

化学物質が分泌した細胞自身に作用する.

CHECK! 化学物質を体内へ分泌することが内分泌ではない！

血中に分泌することが内分泌で，たとえ同じ化学物質であっても組織液中に分泌された場合は，傍分泌または自己分泌となることに注意しよう.

Ⅱ．ホルモン

A ホルモンの分類→『パーフェクトマスター口腔生化学』参照

1）ペプチド型ホルモン

・ペプチド，（糖）タンパク質がホルモンとして作用する．

・**ホルモン遺伝子**が存在⇒遺伝子発現により合成

・大部分のホルモンはペプチド型である．

2）ステロイドホルモン

・コレステロールを原料として，**酵素反応によって合成**される．

・脂溶性（疎水性）であり，細胞膜を透過し，細胞内受容体を介して作用する（→ p.4 参照）．

・**副腎皮質**と**性腺**から分泌されるホルモンと**活性型ビタミン** $\mathbf{D_3}$

3）アミン型ホルモン（アミノ酸誘導体型ホルモン）

・アミノ酸（チロシン）を原材料として**酵素反応によって合成**される．

・**副腎髄質**（**アドレナリン**，**ノルアドレナリン**）と**甲状腺**〔**サイロキシン**（$\mathbf{T_4}$），**トリヨードサイロニン**（$\mathbf{T_3}$）〕から分泌されるホルモン

CHECK!　ホルモンの分類

国試出題のホルモンでは，副腎皮質と性腺から分泌されるホルモンと活性型ビタミン D_3（いずれもステロイド型），副腎髄質（アドレナリン，ノルアドレナリン）と甲状腺（T_3，T_4）から分泌されるホルモン（アミン型）以外は，すべてペプチド型と覚えておけばよい．

B ホルモンの作用機序

ホルモンは標的細胞がもつ特異的な受容体を介して作用する（→ p.3, 4 参照）．ホルモンの受容体にはチャネル型受容体は存在しない．

1）細胞膜受容体

(1) G タンパク質共役型受容体

カテコールアミン，多くのペプチド型ホルモン

(2) 酵素内蔵型・酵素結合型受容体

インスリン，成長ホルモンなど

2）細胞内受容体

甲状腺ホルモン，副腎皮質ホルモン，性ホルモン，活性型ビタミン D_3

C ホルモンの分泌調節

- ホルモンの分泌は種々の調節を受ける.
- 基本的には，負のフィードバック機構があり，ホルモンの作用が十分に発揮されると分泌は抑制される.

1）階層支配と負のフィードバック機構

- 分泌の促進：視床下部⇒下垂体前葉⇒末梢内分泌腺による上位ホルモン調節（階層支配）（↓，↓，↓）
- 末梢ホルモンによる上位ホルモンのフィードバック抑制（負のフィードバック）（↑）

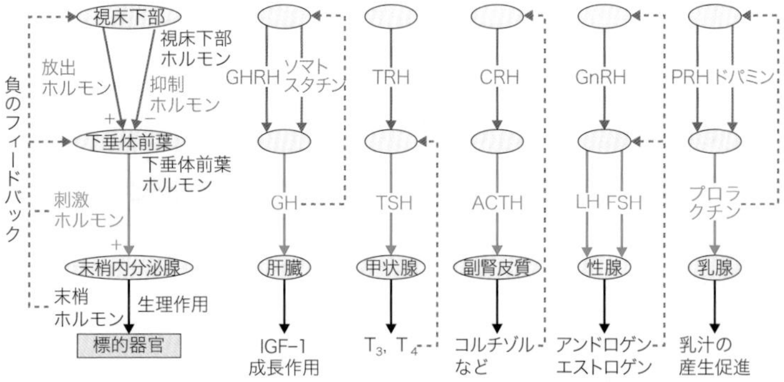

負のフィードバック（↑）は，生理学的に重要なもののみ示している.

GHRH：成長ホルモン放出ホルモン
GH　：成長ホルモン
TRH　：甲状腺刺激ホルモン放出ホルモン
TSH　：甲状腺刺激ホルモン
CRH　：副腎皮質刺激ホルモン放出ホルモン
ACTH：副腎皮質刺激ホルモン
GnRH：性腺刺激ホルモン放出ホルモン
LH　：黄体形成ホルモン
FSH　：卵胞刺激ホルモン
PRH　：プロラクチン放出ホルモン

2）神経系による調節

・環境要因の視床下部神経活動への影響：下垂体前葉・後葉のホルモン分泌を調節

・自律神経調節：交感神経・副交感神経による調節（副腎髄質，膵臓，消化管などの内分泌）

3）血中物質の濃度変化

・血糖値：膵臓の内分泌に影響

・血中 Ca^{2+} 濃度：甲状腺，上皮小体の内分泌に影響

4）機械的刺激・化学物質による刺激

消化管ホルモン，オキシトシン（授乳や分娩時の刺激）

5）周期的なリズム

概日リズム（コルチゾルなど），月単位のリズム（女性の性周期）

Ⅲ．ホルモンの作用

A 調節ホルモン（視床下部と下垂体前葉からのホルモン）

分泌器官	ホルモン	主な標的器官	主な作用
視床下部	副腎皮質刺激ホルモン放出ホルモン〈CRH〉	下垂体前葉	ACTH の分泌促進
	甲状腺刺激ホルモン放出ホルモン〈TRH〉		TSH の分泌促進
	成長ホルモン放出ホルモン〈GHRH〉		成長ホルモンの分泌促進
	成長ホルモン抑制ホルモン〈GHIH〉（ソマトスタチン）		成長ホルモンの分泌抑制
	性腺刺激ホルモン放出ホルモン〈GnRH〉		FSH と LH の分泌促進
	プロラクチン放出ホルモン〈PRH〉		プロラクチンの分泌促進
	プロラクチン抑制ホルモン〈PIH〉（ドパミン）		プロラクチンの分泌抑制

分泌器官	ホルモン	主な標的器官	主な作用
下垂体前葉	副腎皮質刺激ホルモン〈ACTH〉	副腎皮質	副腎皮質ホルモンの分泌促進
	甲状腺刺激ホルモン〈TSH〉	甲状腺	甲状腺ホルモン(T_3, T_4)の分泌促進
	成長ホルモン〈GH〉	骨，軟骨，筋，肝臓など	成長促進，IGF-1の分泌促進，血糖値上昇(糖新生促進)
	卵胞刺激ホルモン〈FSH〉	卵巣 精巣	卵胞発育促進，エストロゲン合成促進(女性) 精子形成促進(男性)
	黄体形成ホルモン〈LH〉	卵巣 精巣	排卵誘発，黄体形成(女性)， アンドロゲン合成促進(男性)
	プロラクチン(乳腺刺激ホルモン)	乳腺	乳汁産生促進

B 主要なホルモン よくでる

分泌器官	ホルモン		主な標的器官	主な作用
下垂体後葉	バソプレシン(抗利尿ホルモン)〈ADH〉		腎臓・尿細管	遠位尿細管・集合管で水の再吸収促進(尿量減少)，血管収縮
	オキシトシン		乳腺 子宮平滑筋	射乳反射 子宮の平滑筋収縮(分娩促進)
松果体	メラトニン		脳など諸器官	概日リズムの形成，睡眠誘導
甲状腺	濾胞(濾胞細胞)から分泌	サイロキシン〈T_4〉 トリヨードサイロニン〈T_3〉 狭義の甲状腺ホルモン	ほぼ全身の細胞	基礎代謝の亢進，体温上昇， 発生・分化・成長の促進
	傍濾胞細胞から分泌	カルシトニン	骨 腎臓	骨吸収抑制(⇒骨形成優位に) 腎臓でのCa^{2+}再吸収抑制 ⇒血中Ca^{2+}濃度低下
副甲状腺(上皮小体)	パラトルモン(上皮小体ホルモン)〈PTH〉		骨 腎臓	骨吸収促進 腎臓でのCa^{2+}再吸収促進，ビタミンD_3活性化促進 ⇒血中Ca^{2+}濃度上昇

分泌器官	ホルモン		主な標的器官	主な作用
膵臓	A 細胞	グルカゴン	肝臓，骨格筋，脂肪組織	グリコーゲン分解促進，糖新生促進など⇒血糖上昇，脂肪分解促進
	B 細胞	インスリン	肝臓，骨格筋，脂肪組織	グリコーゲン合成促進，細胞のグルコース取り込み促進，糖新生抑制⇒血糖低下，タンパク質・脂肪の合成促進
	D 細胞	ソマトスタチン	膵臓	インスリンおよびグルカゴンの分泌抑制
副腎皮質	糖質コルチコイド（コルチゾルなど）		肝臓，骨格筋，脂肪組織など	血糖上昇，抗炎症作用，抗ストレス作用
	電解質コルチコイド（アルドステロン）		腎臓・尿細管	電解質の代謝調節（遠位尿細管・集合管で Na^+ の再吸収促進）
	副腎アンドロゲン		多くの器官	タンパク質合成促進など男性ホルモン作用（作用は弱い）
副腎髄質	アドレナリン		ほぼ全身の器官	心機能亢進（心拍数・収縮力），血糖上昇（グリコーゲン分解促進），代謝亢進，気管支拡張など
	ノルアドレナリン		血管	血管収縮（血圧上昇）など，血管への作用が強く現れる
消化管	胃	ガストリン	胃	胃液の分泌促進
	十二指腸	セクレチン	膵臓，胃	HCO_3^- に富む膵液分泌促進（胃液の中和），胃酸分泌抑制
	十二指腸	コレシストキニン〈CCK〉（パンクレオザイミン）	膵臓，胆囊，胃	胆囊の収縮（Oddi 括約筋の弛緩），胃幽門括約筋の収縮，膵臓での消化酵素産生と分泌促進
腎臓	レニン		血中アンジオテンシノーゲン	タンパク質分解酵素活性をもち，血中でアンジオテンシンⅠを産生
	エリスロポエチン		骨髄	赤血球産生の促進
	活性型ビタミン D_3		小腸	腸管での Ca^{2+} 吸収を促進⇒血中 Ca^{2+} 濃度上昇
性腺（卵巣・精巣）	アンドロゲン類（テストステロンなど）		種々の器官	男性二次性徴の促進，タンパク質合成促進，精子形成促進，筋の発達など
	エストロゲン類（エストラジオールなど）		種々の器官	女性二次性徴の促進，脂肪合成・代謝促進，卵胞の発育，乳腺の発育など
	黄体ホルモン（プロゲステロン）		子宮，乳腺，卵巣など	月経周期，妊娠の準備と維持，基礎体温上昇

Ⅳ. 国試に頻出するホルモンの要点

A 下垂体後葉ホルモン

1）神経（内）分泌 よくでる

・神経細胞（ニューロン）が血中に化学物質（ホルモン）を分泌することをいう.

・視床下部ホルモンと下垂体後葉ホルモンは，すべてニューロンが合成・分泌する神経分泌である.

CHECK! 下垂体後葉ホルモンの合成部位と分泌部位

下垂体後葉ホルモンはホルモンを合成する部位（細胞体は視床下部に存在）と分泌する部位（軸索末端が下垂体後葉まで伸び，ここで分泌する）が異なっているので注意する.

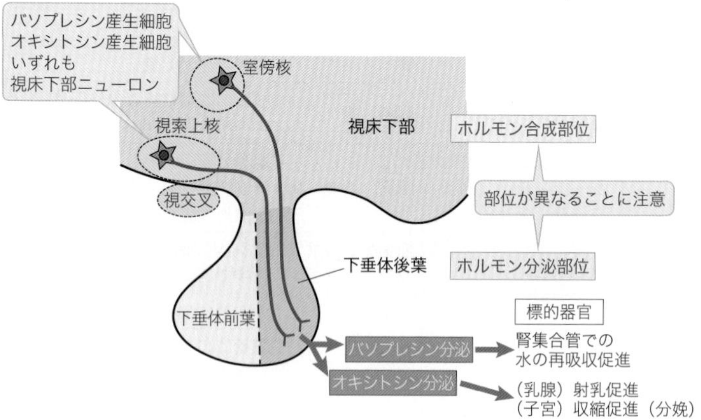

B 甲状腺 よくでる

1）サイロキシン（T_4），トリヨードサイロニン（T_3）

構造中に**ヨードを含む**アミン型ホルモン（**甲状腺ホルモン**）

ヨード(I)とあったら甲状腺！

2）カルシトニン

・ペプチド型ホルモン

・ヨードは含まず，狭義には甲状腺ホルモンとはいわない．

・Ca^{2+}代謝調節にかかわる（血中Ca^{2+}濃度の低下をもたらす）．

C 血漿Ca^{2+}代謝調節 よくでる

→詳細は『パーフェクトマスター口腔生化学』参照

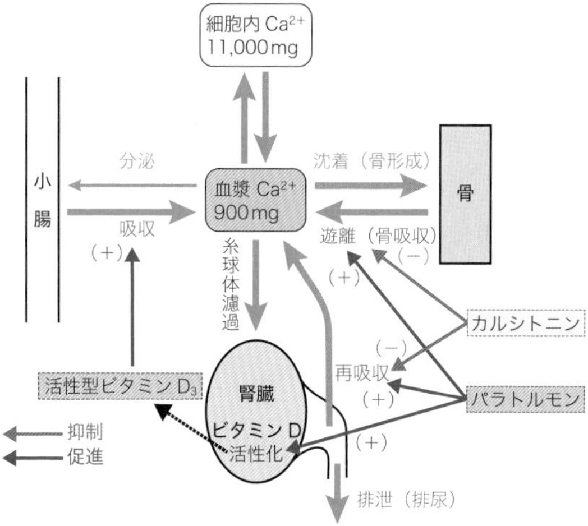

Ca^{2+}代謝調節にかかわる三大因子（ホルモン）

①パラトルモン　上皮小体ホルモン，副甲状腺ホルモン，PTH ともいう

②カルシトニン

③活性型ビタミン D_3

D 血糖調節

1）満腹時のエネルギー代謝（インスリンの作用）

（1）同化作用

血糖低下，血中遊離脂肪酸減少

（2）インスリンによる作用

・血糖調節での標的器官は，肝臓，骨格筋，脂肪組織

・ブドウ糖・アミノ酸の細胞内取り込み促進⇒グリコーゲン，脂肪，タンパク質などの生体高分子合成促進・分解抑制

2）空腹時のエネルギー代謝（血糖上昇作用をもつホルモンの作用）

（1）異化作用

血糖上昇，血中遊離脂肪酸増加

（2）血糖値の上昇に作用するホルモン

①グルカゴン

グリコーゲンの分解・糖新生の促進（肝臓），脂肪分解の促進

②アドレナリン

グリコーゲン（肝臓）と脂肪の分解促進

③糖質コルチコイド（コルチゾル）

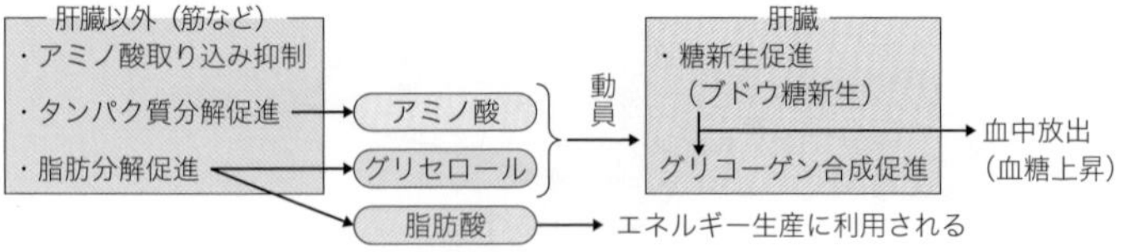

・ブドウ糖の細胞内取り込みを抑制（脳・心臓以外）

④成長ホルモン

・グリコーゲンと脂肪の分解を促進

・ブドウ糖の取り込みと細胞内利用を抑制（抗インスリン作用）

⑤甲状腺ホルモン

小腸上皮細胞のブドウ糖吸収を促進

E ストレスとホルモン よくでる

1）ストレス時の身体応答

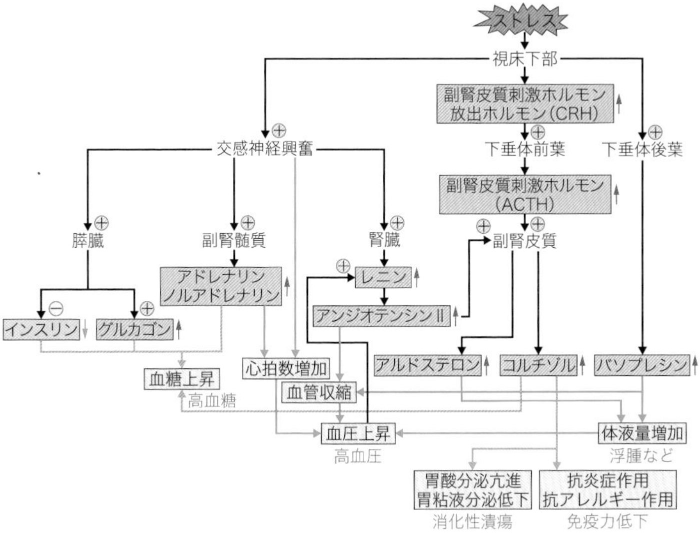

①エネルギー物質の産生と血中放出

②循環機能・呼吸機能亢進➡身体の活動性が高まる

③安静時に行われている機能は抑制される（消化と吸収，生殖機能，排泄，免疫機能など）

2）ストレス時に分泌量が低下するホルモン

(1) 性ホルモン（エストロゲン，アンドロゲン）

(2) インスリン　など

Chapter 7

感覚機能

Check Point

・感覚の種類と受容器，適刺激を説明できる．
・体性感覚の受容器と情報を伝える神経線維の種類（特徴）を説明できる．
・痛覚の特徴と軸索反射・関連痛を説明できる．
・深部感覚と臓器感覚（内臓痛覚）の特徴を説明できる．

Ⅰ．感覚の分類

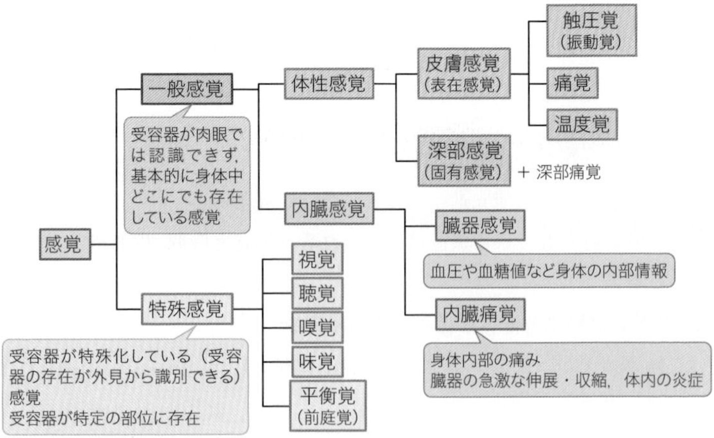

主な感覚の種類

<table>
<tr><th>感覚の種類</th><th>適刺激</th><th colspan="2">受容器</th><th>感覚細胞</th></tr>
<tr><td>視覚</td><td>光（特定波長の電磁波）</td><td colspan="2">眼（網膜）光受容器</td><td>視細胞
（桿体・錐体）</td></tr>
<tr><td>嗅覚</td><td>揮発性化学物質</td><td colspan="2">嗅上皮（嗅粘膜）
化学受容器</td><td>嗅細胞
（嗅ニューロン）</td></tr>
<tr><td>味覚</td><td>水溶性化学物質</td><td colspan="2">味蕾 化学受容器</td><td>味細胞</td></tr>
<tr><td>聴覚</td><td>音（音波）</td><td rowspan="3">耳
（内耳）
機械受容器</td><td>蝸牛</td><td>有毛細胞</td></tr>
<tr><td rowspan="2">平衡覚
（前庭感覚）</td><td>重力・直線運動加速度</td><td>卵形嚢・球形嚢</td><td>有毛細胞</td></tr>
<tr><td>回転運動加速度</td><td>三半規管</td><td>有毛細胞</td></tr>
<tr><td>触覚</td><td>身体に接触する触刺激（弱い変形を伴う機械刺激）</td><td colspan="3" rowspan="2">Pacini 小体，Ruffini 小体，毛包受容器，Merkel 触盤，Meissner 小体など皮膚直下に存在する受容器 機械受容器</td></tr>
<tr><td>圧覚</td><td>身体に加わる圧刺激（比較的強い変形を伴う機械刺激）</td></tr>
<tr><td>痛覚</td><td>侵害刺激（基本的には適刺激はなく，温度，化学物質，機械刺激など種々の刺激にも応答して痛みが受容される）</td><td colspan="3" rowspan="2">侵害受容器
自由神経終末
温度受容器</td></tr>
<tr><td>温度覚
（冷・温）</td><td>外環境の温度（温・45℃以上，冷・15℃以下は痛覚として感じる）</td></tr>
</table>

Ⅱ．感覚の受容機構と感覚細胞の分類

A 感覚細胞の分類

1）一次感覚細胞

神経細胞もしくは神経終末が刺激を直接受容する（嗅覚，痛覚）．

2）二次感覚細胞

感覚細胞は神経細胞ではなく，感覚神経にシナプス結合している．刺激を受容するとシナプス伝達によって情報を感覚神経に伝える．

B 閾値と順応

1）閾値

（1）検知閾

・刺激を感じる最低限度の刺激強度

・刺激の強さや質は判別できない．　何かを感じるが何かはわからない

(2) 認知閾　これは○○だ，と判明

刺激の質がわかるのに必要な刺激強度

(3) 最終閾

刺激を強くしても，感覚の強さはそれ以上変化しなくなる刺激強度

(4) 差閾

感覚の強さの変化を感じるのに必要な最小の刺激強度差

2）順応（adaptation）

・一定の強さの刺激を感覚受容器に持続的に与えると，刺激受容によって生じる感覚神経の活動電位頻度が低下する現象（同強度の刺激がつづくと，感覚を感じにくくなる）

・痛覚は順応しにくい，もしくは順応しない．

・化学感覚（味覚，嗅覚）は順応が速い．　特に嗅覚の順応は最も速い

Ⅲ．体性感覚

A 体性感覚の受容器と一次求心性（感覚）神経線維

受容器	順応型	機能・役割	皮膚内分布	神経線維
Pacini 小体	超速順応型	触圧覚の刺激開始・終了を検出	真皮深部 皮下組織	Aβ
Meissner 小体	速順応型	触圧覚の刺激強度の変化を検出	表皮直下	Aβ
Merkel 触盤（Merkel 円盤）	遅順応型	触圧覚の刺激強度や持続時間を検出	真皮内 （表皮直下）	Aβ
Ruffini 小体（Ruffini 終末）	遅順応型		真皮内 （真皮深部）	Aβ
自由神経終末 よくでる	超遅順応型 （もしくは順応しない）	**痛覚・温度覚の受容** 高閾値機械侵害受容器とポリモーダル侵害受容器がある	表皮まで侵入	Aδ＋C

CHECK! 2種類の痛覚伝導神経線維 よくでる

・痛覚（自由神経終末）についてはよく出題されるので必ず理解しておく．
・特に，痛覚を伝える感覚神経線維はAδ線維（有髄）とC線維（無髄）の2種類があることに注意しよう．

CHECK!

自由神経終末以外の受容器は，いずれも触圧覚の受容器である．

B 痛覚 よくでる

1）痛覚の部位による分類

（1）体性痛

・表在痛（体表面での痛み）

・深部痛（結合組織，骨格筋，骨，関節などの痛み）

（2）内臓痛

臓器・器官の痛み

2）痛覚の受容器：自由神経終末

（1）高閾値機械侵害受容器（主にAδ線維）

基本的に機械受容器

（2）ポリモーダル受容器（主にC線維）

・機械刺激以外にも化学物質など種々の刺激も受容し，すべて痛覚情報となる．

・軸索反射⇒局部の炎症

軸索反射と炎症発症の機序

①損傷の発生

②細胞の破壊により，内因性発痛物質などが放出・生成

③損傷部近傍の自由神経終末で刺激受容

④活動電位発生⇒痛覚（C）線維の分枝部まで興奮が上行

⑤さらに中枢へ上行する（通常の伝導経路）

⑥活動電位は分枝部から末梢部へも逆行して伝わる．

⑦痛覚神経終末で神経伝達物質を放出

・サブスタンスP（SP）

・CGRP（カルシトニン遺伝子関連ペプチド）

⑧ SP/CGRP：血管拡張・血流増大➡発赤：血管透過性亢進➡間質液量増大（膨張）➡圧上昇による痛みの増悪

⑨同様に，肥満細胞（ヒスタミン放出），血小板（セロトニン放出），白血球（サイトカイン放出）などの誘引物質ともなる

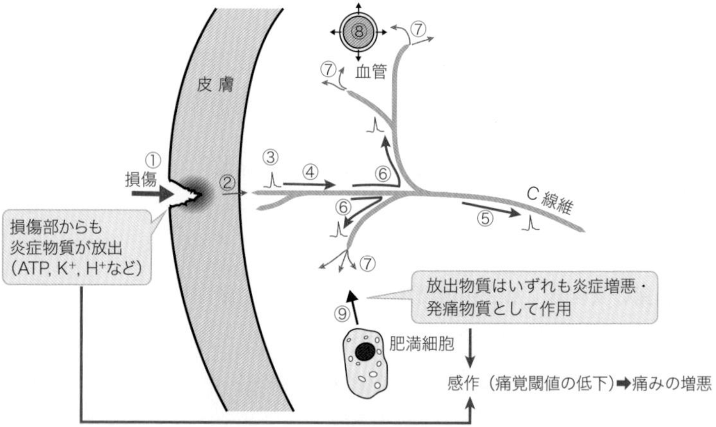

C 二重痛覚

伝導速度の異なる神経線維によって情報が伝えられるため，刺激直後に生じる速い痛みと，刺激後にゆっくりと生じる痛みが感じられる．

特に表在痛の特徴

1）速い痛み（鋭痛，一次痛）

・侵害刺激後ただちに生じる．刺激の除去で消失する．

・Aδ 線維によって伝わる．

2）遅い痛み（鈍痛，二次痛，持続痛）

・刺激後に時間をおいて徐々に生じ，刺激除去後も不快な痛みが続く．

・C 線維によって伝わる．

CHECK! 伝導ブロックに対する反応の違い

①圧迫・低温・低酸素による伝導ブロック
- 神経線維が太いほど影響が顕著
  ⇒ $A\beta$ > $A\delta$ > C（無髄）

②局所麻酔薬による伝導ブロック
- 神経線維が細いほど影響が顕著
  ⇒ C（無髄）> $A\delta$ > $A\beta$

D 温度覚（冷覚と温覚）

1）受容器と求心性神経

- 15～42℃で温覚（暖かい）と冷覚（涼しい）が生じる．それ以外の温度帯は組織に対して侵害的で痛覚となる（15℃以下の低温は冷たくて痛い，42℃以上の高温は熱くて痛いと感じる）．
- 33℃の温度刺激を皮膚に加えた場合，温度感覚は生じない（無感温度）．
- 受容器：自由神経終末（痛覚と同様）
- 求心性神経線維：温線維（主にC線維），冷線維（主に$A\delta$線維でC線維もある）
- 温点・冷点は他の機械受容による表在感覚に比べ密度が低く，空間分解能が低い．

2）温度刺激の受容機構（TRPチャネル・ファミリー）

- TRPチャネル：6回膜貫通タンパク質ファミリー
- 4量体となり，非選択性陽イオンチャネルを形成する．開口するとNa^+，Ca^{2+}などが細胞内に流入し，脱分極する．
- 受容する刺激：機械刺激，化学物質，pH（酸：H^+を受容），温度刺激
- TRPチャネル・ファミリーには非常に多くの種類があり，反応する温度帯が異なる（温度により活性化される種類が異なる）→温度情報
- 機械刺激，H^+に反応し，一部のTRPは痛覚にも関与する．
- 外来性物質に反応：TRPV1（カプサイシン；唐辛子の辛味主成分），TRPM8（メントール；ミントの主成分）など

辛子による「熱い」感覚，ミントによる清涼感の機構

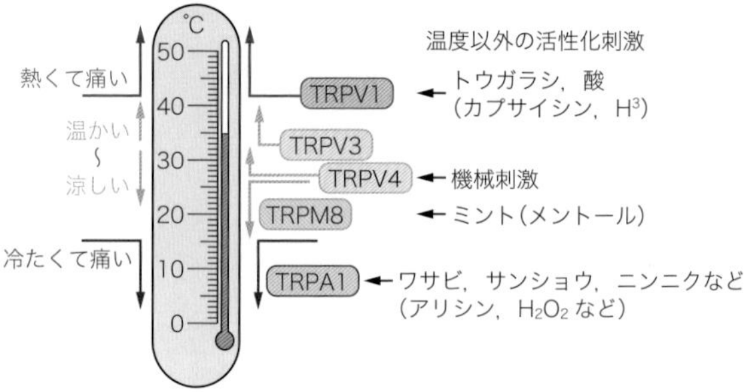

E 体性感覚の伝導路

1）脊髄への入力と上行路（伝導路）

体性感覚情報は必ず大脳の反対側に入力する．そのため，上行路で必ず反対側に交叉する．

（1）後索路

・識別性のよい触圧覚・固有感覚の経路

・脊髄に入ると，線維はそのまま同側の後索を上行

・延髄レベルで二次感覚ニューロンにシナプス入力➡二次感覚ニューロンの軸索は反対側に交叉して視床へ

（2）脊髄視床路

・痛覚・温度覚・識別性の悪い触圧覚の経路

・脊髄後角に細胞体をもつ二次感覚ニューロンにシナプス入力➡二次感覚ニューロンの軸索は，反対側に交叉し，前側索を上行➡視床へ

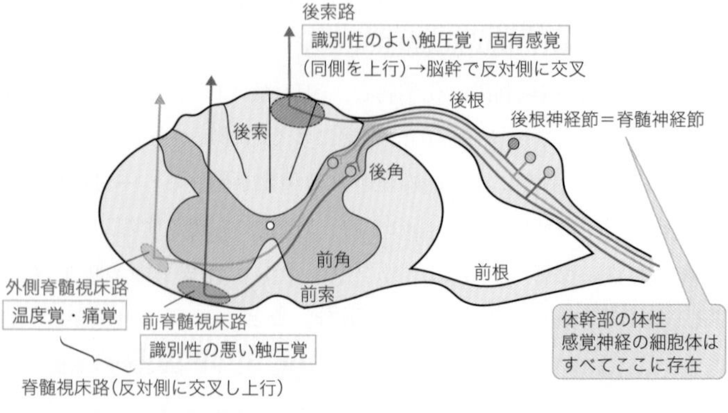

2) 視床の感覚中継核

神経核と中継される感覚

外側膝状体	視覚
内側膝状体	聴覚
後外側腹側核	体幹部・四肢の体性感覚
後内側腹側核	三叉神経支配領域の体性感覚・味覚

CHECK!

・感覚のうち，嗅覚だけは視床を経由せず直接大脳皮質へ入力している.
・後外側腹側核と後内側腹側核は，よく出題されるので区別できるように覚えておくこと.

3) 大脳皮質の体性感覚野

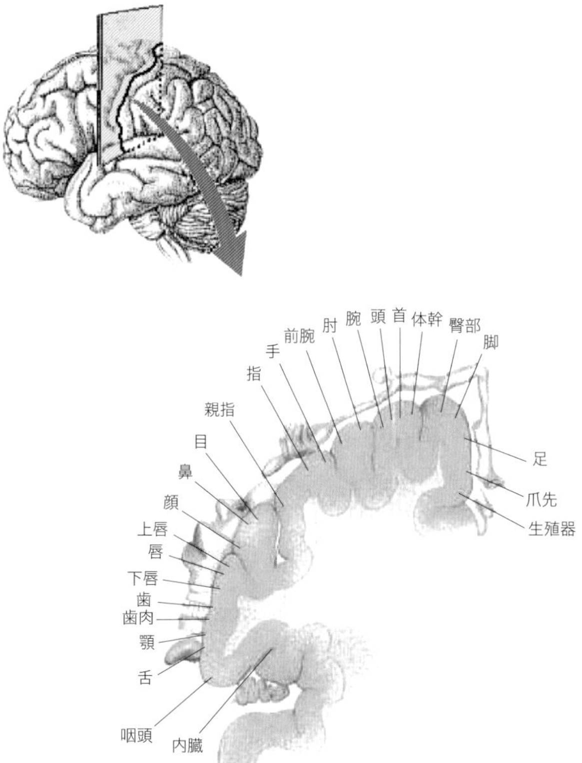

(Penfield, Rasmussen, The Cortex of Man, 1950)

(1) 体性感覚野の位置

頭頂葉中心後回：一次体性感覚野

(2) 体部位局在性再現（topographic map）

・体表部からの位置情報が皮質表面に順序立って投射している．

・体性感覚野での体部位再現領域面積の広さ＝感覚の鋭敏さに相関（情報処理にかかわる中枢ニューロン数に違いがある）

Ⅳ．深部感覚（→ Chapter 8 参照）

・運動時の身体の動きや姿勢などに関係する感覚と，筋・腱・関節などの領域の痛覚（**深部痛覚**）

・深部痛覚は局在性が不明瞭な鈍痛となる．

・運動時に働く器官・組織（筋・腱・関節）などに受容器が存在

1）筋紡錘

錘内筋からなる．筋の長さ情報を伝える．姿勢の維持などに重要

2）Golgi 腱器官（腱紡錘）

筋と骨の付着部（腱）の受容器．筋の張力情報を伝える．

3）関節受容器（Ruffini 終末と自由神経終末）

関節の動き（角度，回転方向，回転速度・加速度）などの情報を伝える．

Ⅴ．内臓感覚

1）臓器感覚

・内部環境の変化を感知する感覚

・臓器感覚により自律神経を介して反射的に器官の働きを調節する．

例）循環器・呼吸器系の圧受容器➡圧受容器反射（血圧調節）：無意識下の感覚

2）内臓痛覚

内臓（特に消化管など中空器官）は，ナイフなどによる切除や針の穿通で痛覚は発現しない．

(1) 内臓に痛みを引き起こす要因

急激・過度な膨張刺激（過食による消化管の膨満など），平滑筋の持続的な痙攣あるいは急速な収縮，発痛物質の作用，炎症，充血時の機械刺激

(2) 関連痛

内臓が傷害を受けると，障害を受けた内臓だけでなく，原発部位から離れた皮膚表面や筋に痛みを感じることがある．

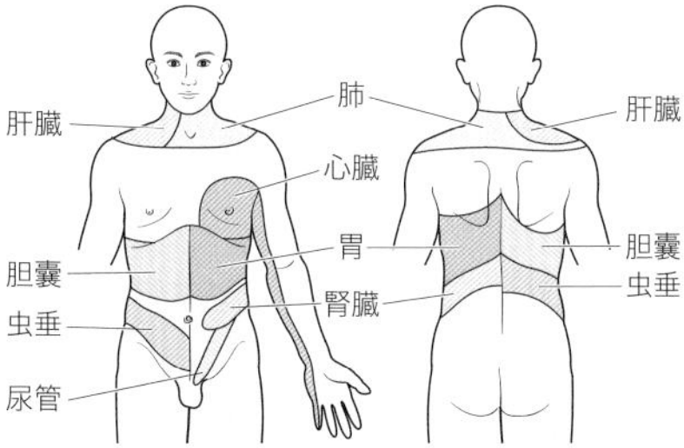

関連痛の発現部位
（岩田，基礎歯科生理学，第 6 版，2014）

(3) 関連痛のメカニズム

収束説：内臓からの求心性線維と皮膚からの求心性線維が，脊髄後角の二次感覚ニューロンレベルで同じニューロンに収束し，大脳皮質に投射することによる⇒入力元の錯誤

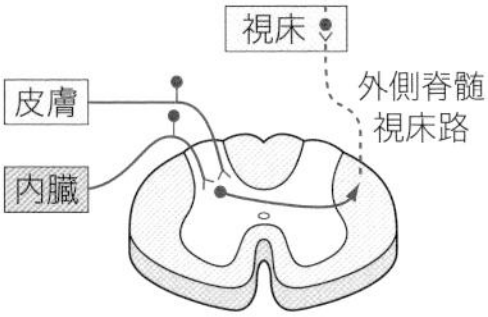

（岩田，基礎歯科生理学，第 6 版，2014）

Chapter 8

運動機能

Check Point

・運動の種類と特徴を説明できる．
・錐体路と錐体外路，それぞれの障害による症状を説明できる．
・運動単位と神経支配比について説明できる．
・骨格筋に存在する固有感覚器の役割，反射弓を説明できる．

Ⅰ．運動の種類

1）随意運動

自己の意志・意図に基づいて行われ，**大脳皮質**がかかわる．

2）不随意運動

・随意運動と異なり，自己の意志とは無関係に行われる．
・特に Parkinson 病など病的要因によって不合理に起こる運動をさし，反射運動とは区別されることが多い．

3）反射運動

・特定の刺激に応答して，意識されることなく起こる．
・本来姿勢を保つなど合目的な正常応答であるが，消失すべき時期を過ぎても残る場合は異常となり，これを**病的反射**とよぶ．

4）半自動運動

・呼吸，咀嚼，歩行運動など，運動の開始や制御などは随意的に行うが，運動の大部分を自動的（無意識的）に行うことが可能である．
・運動パターンやリズムを制御する**中枢性パターン発生器**が下位脳幹にある．

Ⅱ．運動制御システム

・大脳皮質連合野：感覚情報統合➡運動の動機づけ・意志決定・企画

・連合野と補足運動野・大脳基底核・小脳との相互作用➡運動プログラム形成（→ p.88 参照）

・大脳皮質一次運動野（前頭葉の中心前回）の上位運動ニューロンから，脊髄･脳幹の運動ニューロン（骨格筋支配）に運動命令（出力）（→ p.88 参照）

CHECK!　運動野の体部位再現

一次体性感覚野（中心後回）のように（→ p.68 参照），身体の運動支配領域それぞれに対応する脳部位が規則的に一次運動野の中に並ぶ体部位再現がみられる．

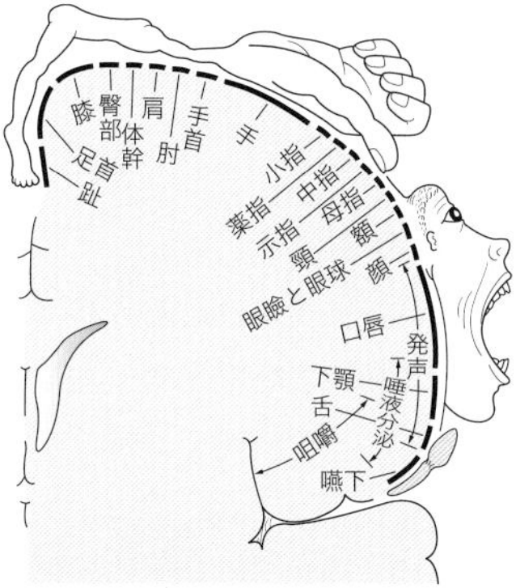

ヒトの運動野の体部位局在
（Penfield と Rasmussen, The Cerebral Cortex of Man, 1950）

Ⅲ．運動ニューロンと脊髄

A 錐体路と錐体外路

1）錐体路＝皮質脊髄路

・大脳皮質運動野➡骨格筋支配の運動ニューロンへの直接経路

・必ず交叉して，反対側の運動ニューロンに至る．

・大脳皮質一次運動野➡皮質脊髄路➡脳幹・脊髄の運動ニューロンを制御（錐体路）

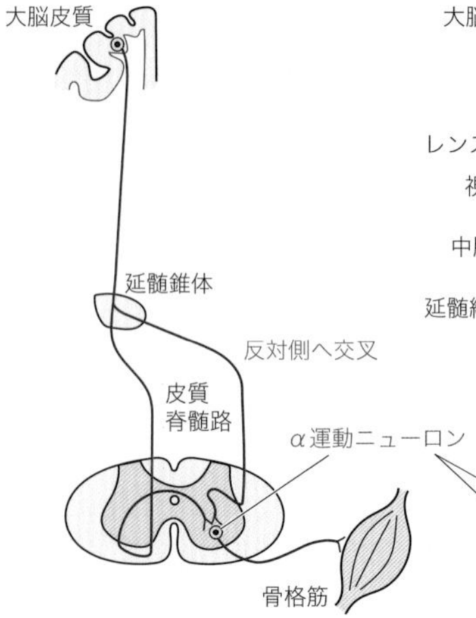

錐体路

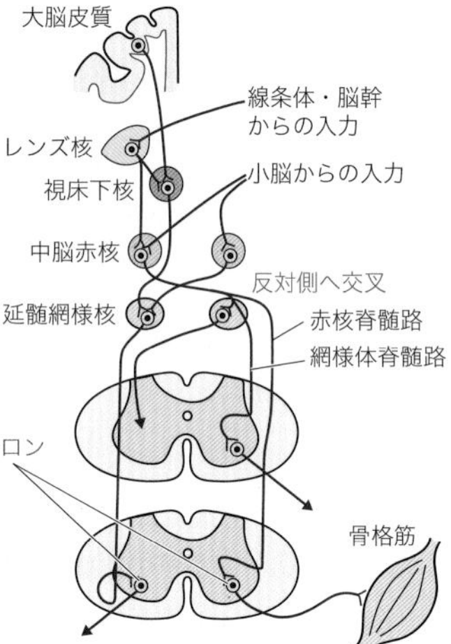

錐体外路

2）錐体外路

・錐体路に属さない運動系の伝導経路

・随意運動時に筋の協調・運動の円滑化を調整

解剖学的に「錐体外路」という経路は存在しない（錐体路以外の経路の総称）.

Ⅳ．運動ニューロンと運動単位

1）脊髄・運動ニューロン

細胞体は脊髄前角に存在する.

(1) 細胞体が大きく太い軸索（α神経線維）をもつα運動ニューロン

骨格筋の収縮制御（錘外筋）

(2) 細胞体が小さく比較的細い軸索（γ神経線維）をもつγ運動ニューロン

筋紡錘を構成する錘内筋の収縮を制御（筋紡錘の感度調節）

2）運動単位

(1) 運動ニューロンの神経支配

軸索が末端付近で数本～数百本まで枝分かれし，それぞれの軸索枝が1本の筋線維の収縮を支配する.

(2) 運動単位

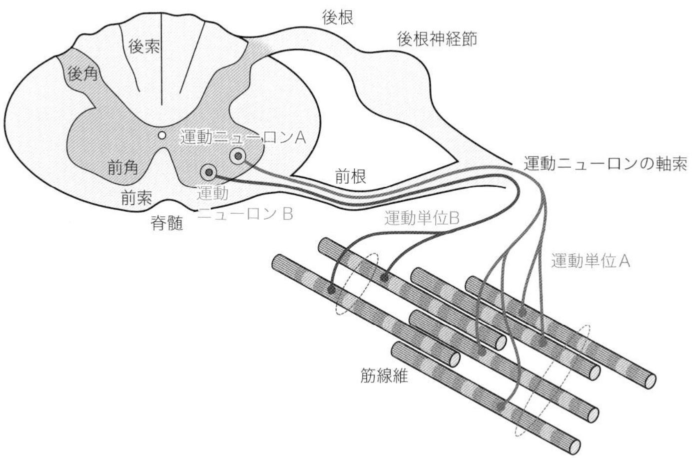

・1つの運動ニューロンとその運動ニューロンに支配される筋線維すべてを合わせて運動単位という.
・同一の運動単位に属する筋線維群は，支配する運動ニューロンが興奮すればいっせいに同期して収縮する.

3) 神経支配比

1つの運動ニューロンが支配する筋線維の数

(1) 大きな筋（体幹部や四肢などの筋）

多くの筋線維を1つの運動ニューロンが支配するため（神経支配比大），力強い運動が可能

(2) 小さな筋（指や舌，顔面などの筋）

少数の筋線維を個別に制御することが可能であるため（神経支配比小），細かな運動が可能

4) ベル・マジャンディー〈Bell-Magendie〉の法則

脊髄への入出力では，遠心性神経線維（体性運動線維・自律神経性遠心線維）は必ず前根から出て行き，求心性線維（体性感覚線維・内臓感覚線維）は後根から入る.

V．脊髄反射 よくでる

A 反射弓

1）反射

・感覚入力から運動発現までの時間は短い．

・感覚の種類や刺激部位によって定型的な不随意反応が生じる．

2）反射弓の構成要素

反射を成立させる神経経路のことを**反射弓**といい，次の5つの構成要素からなる．

①感覚受容器：反射を誘発する刺激を受容する

②求心性神経経路（求心路）：感覚神経路

③反射中枢：脊髄（脊髄反射）もしくは脳幹➡刺激受容➡応答発令

④遠心性神経経路（遠心路）：運動神経・自律神経

⑤効果器：特異的な応答が生じる

3）単シナプス反射

感覚ニューロン軸索が運動ニューロンに直接シナプス形成し，反射弓にシナプスが1つしか含まれない反射

4）多シナプス反射

反射弓に介在ニューロンを含み，複数のシナプスを介して起こる反射

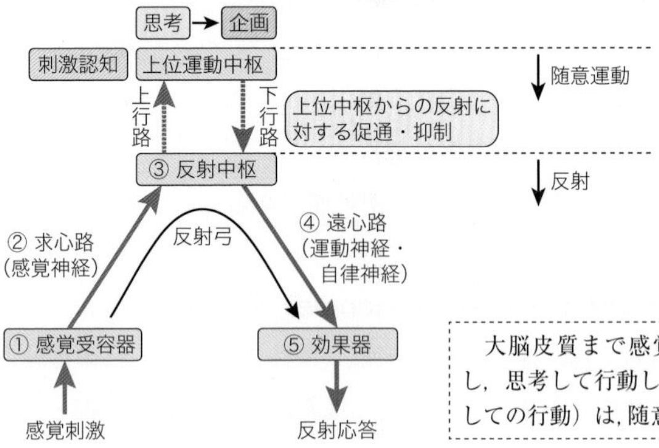

大脳皮質まで感覚情報が上行し，思考して行動した場合（意識しての行動）は，随意運動となる．

B 伸張反射 よくでる

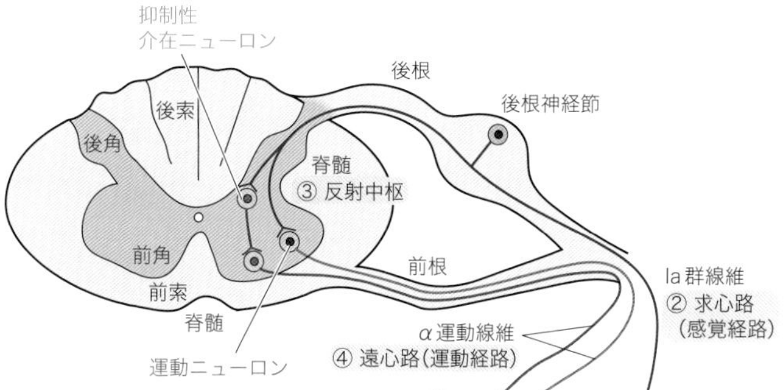

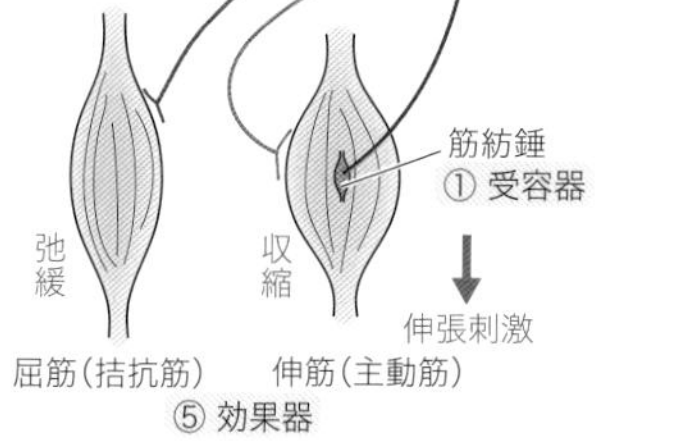

①感覚受容器：筋紡錘（外力による筋の伸張刺激を受容

②求心路：Ia 群線維，（Ⅱ群線維）

③反射中枢：脊髄（脊髄反射）

④遠心路：α 運動神経

⑤効果器：伸筋（主動筋），屈筋（拮抗筋）

・筋紡錘の興奮により伸筋が急速に収縮（伸筋運動ニューロンを刺激）

・拮抗筋（屈筋）の活動は，抑制性介在ニューロンを介して多シナプス性に抑制（拮抗抑制：屈筋運動ニューロンは抑制される）

・脚気の検査に使われた膝蓋腱を木槌などで叩くと下腿が跳ね上がる**膝蓋腱反射**が代表的

・直立姿勢を保つうえで重要な反射

脊髄反射でみられるその他の特徴

反回抑制：α 運動ニューロンの軸索側枝➡レンショウ〈Renshaw〉細胞（抑制性介在ニューロン）に興奮伝達➡興奮発信元の α 運動ニューロンの活動を抑制（過出力防止の機構：リミッター）

C 屈曲反射

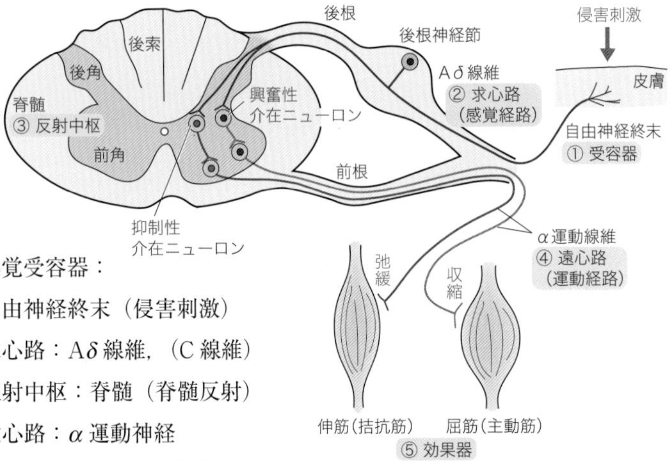

①感覚受容器：
自由神経終末（侵害刺激）
②求心路：Aδ 線維，（C 線維）
③反射中枢：脊髄（脊髄反射）
④遠心路：α 運動神経
⑤効果器：屈筋（主動筋），
伸筋（拮抗筋）

- 四肢の皮膚への痛みを伴う強い刺激➡感覚入力➡興奮性介在ニューロンを介し，屈筋運動ニューロンを興奮させる➡屈筋の収縮➡有害な痛みの刺激から逃げる（逃避反射）
- 抑制性介在ニューロンを介し，伸筋運動ニューロンを抑制する（拮抗抑制）
- 多シナプス反射，防御反射，侵害受容反射に分類される．
- **交叉性伸展反射**：屈曲反射を起こすような刺激が加えられると，刺激を受けた肢の屈曲と同時に反対側の肢では伸展が起きる．

Ⅵ．運動の状況を感知する受容器

A 筋紡錘

1）筋紡錘の特徴

- 錘内筋線維とよばれる特殊な筋線維
- 筋の伸張に応答（筋の伸張速度や筋長情報を感知し，中枢に伝える）

・筋紡錘の役割：筋が伸びたら長さを感知して，伸びた分縮ませる．

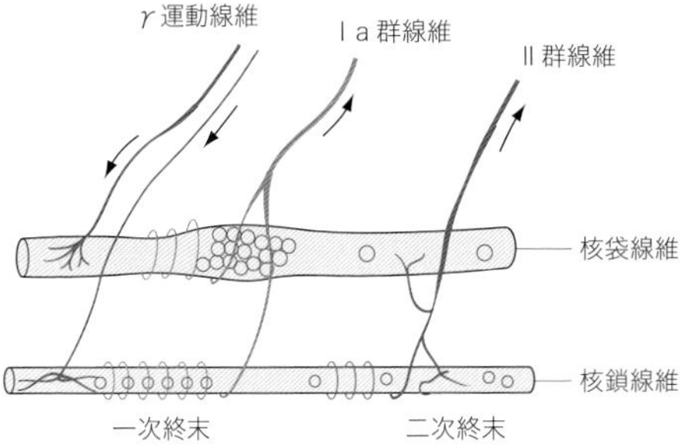

錘内筋線維の神経支配と応答様式
2 種類の錘内筋線維と神経支配．核袋線維，核鎖線維ともにⅠa 群線維，Ⅱ群線維の支配を受ける．
（Pocock G, Richards CD, Human Physiology, 2006, p146.）

・運動神経支配：筋線維を支配する運動神経線維（γ運動線維）：錘内筋の収縮支配，筋紡錘の感度調節

・感覚線維（Ⅰa 群線維とⅡ群線維）

2）γ運動ニューロンの役割

・錘内筋の収縮を支配し，筋紡錘の感度を調節する．

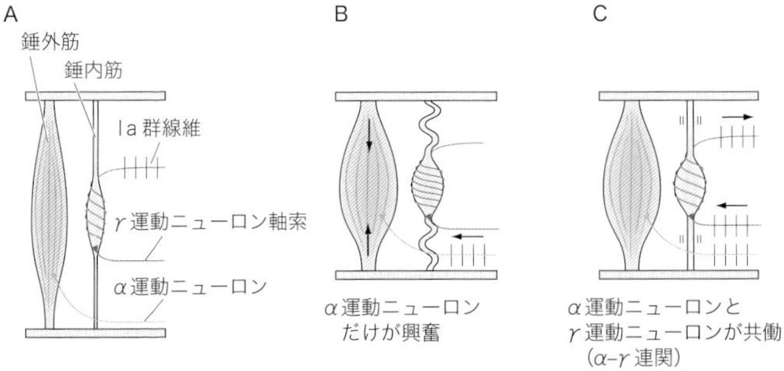

γ運動ニューロンの役割
A：筋紡錘は筋の長さ情報を伝えるために静止長でも自発放電をしている．
B：α 運動ニューロン軸索だけが興奮し錘外筋だけが収縮すると錘内筋は弛緩しⅠa 群線維の発火が止まる（脱負荷）．
C：α-γ 連関が起こると錘内筋の弛緩は起こらず筋紡錘の感度は維持される．
（Bear ほか, Exploring the Brain, 3rd ed, 2007 より改変，山村，基礎歯科生理学，第 6 版，2014）

・**α-γ連関**：随意運動を行う場合には，筋紡錘が感度低下に陥らないように錘外筋の収縮（α運動ニューロンの興奮）と同期して錘内筋の収縮（γ運動ニューロンの興奮）も起きる➡筋紡錘の感度を常に一定に保つ.

B 腱紡錘（Golgi 腱器官）

・筋と腱（筋と骨を結ぶ）の移行部に存在する感覚受容器
・筋の伸張刺激に応答し，筋に働く張力を感知する.
・感覚神経線維：Ib 群線維

C 筋の固有受容器の役割

1） Ⅰa 群線維（筋紡錘）

・外力による筋の伸展を感知し，伸展した場合は筋長を元に戻すために筋緊張を高める.
・筋長を一定に保つ役割をし，姿勢の維持などに役立つ.

2） Ⅰb 群線維（腱紡錘）

・筋の伸張を感知し，筋の張力に応答し，強い張力が働いた場合は筋収縮を抑制する.
・筋にかかる張力を一定に保つ役割をし，筋に過重な張力がかからないよう調整を行う（自原抑制）.

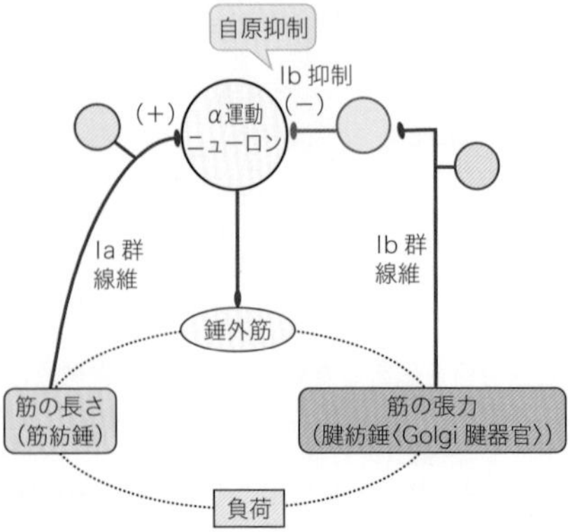

Chapter 9

神経系と脳の高次機能

Check Point

- 末梢神経系と中枢神経系を分類できる.
- 脳神経の種類と伝える情報（機能）を説明できる.
- 中枢神経系の区分と各領域の機能を説明できる.
- 脳幹と視床下部にある中枢を説明できる.
- 大脳皮質の区分と機能局在を説明できる.
- 脳波の種類と特徴を説明できる.
- 脳波と覚醒・睡眠，睡眠の種類と特徴を説明できる.

I．神経系の分類

A 中枢神経系と末梢神経系

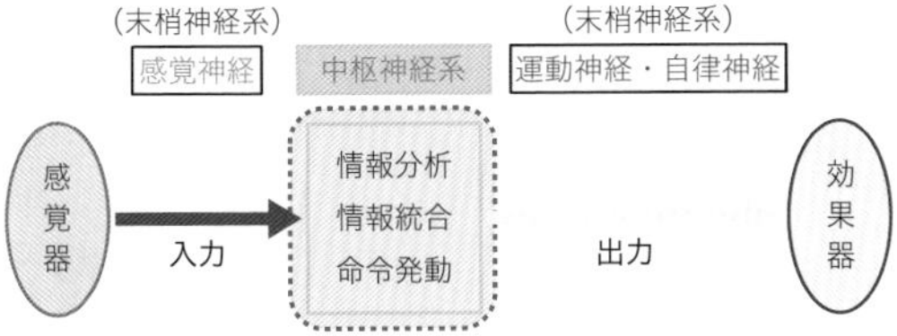

身体反応調節の流れ

1）中枢神経系

入力された情報を分析，統合し，判断を下し，どのような応答をするかについての命令を出力

2）末梢神経系

感覚器からの情報を中枢へ伝え，中枢からの命令を効果器に伝える情報伝導路

B 神経系の分類

中枢神経系	脳	大脳：大脳皮質・大脳辺縁系・大脳基底核 間脳：視床・視床下部 脳幹：中脳・橋・延髄 小脳		
	脊髄	頸髄（頸神経） 胸髄（胸神経） 腰髄（腰神経） 仙髄（仙骨神経） 尾髄（尾骨神経）	（　）は脊髄から出る末梢神経（脊髄神経）	
末梢神経系	解剖学的分類	脳神経（12 対）	求心性神経	
			遠心性神経（運動神経＋副交感神経）	
		脊髄神経（31 対）	求心性神経	
			遠心性神経（運動神経＋自律神経）	
	機能的分類	体性神経系	求心性神経（体性感覚神経）	
			遠心性神経（体性運動神経）	
		自律神経系	求心性神経（内臓感覚神経）	
			遠心性神経	交感神経 副交感神経

C 末梢神経系の機能的分類

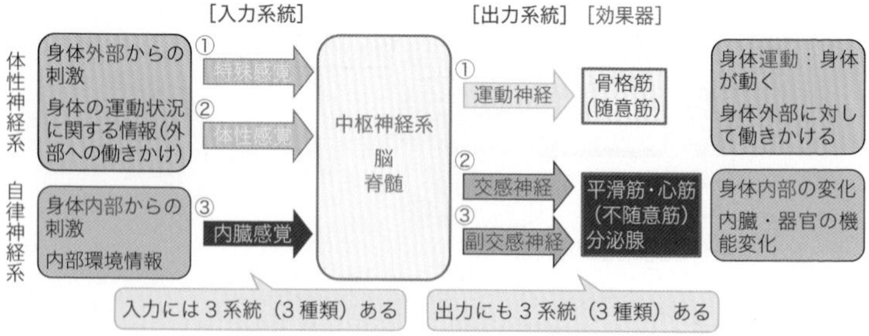

1）体性神経系（somatic nervous system）

・『体性』=『意識できる』=『随意的』

・身体外の環境変化情報を中枢に伝えたり，外界に対して働きかける身体運動命令を骨格筋に伝えたりする役割をもつ．

・随意的に働く機能を担う．

2) 自律神経系 (autonomic nervous system)

・『自律』=勝手に機能=意識で制御できない=『不随意』

・身体の内部環境の変化を中枢に伝え，臓器・器官の機能を不随意に調節する機能を担う．

Ⅱ．末梢神経系の機能

1) 脳神経 よくでる

分類			運動神経機能	感覚神経機能	自律機能 (副交感神経)
Ⅰ	嗅神経	感覚性	—	嗅覚	—
Ⅱ	視神経	感覚性	—	視覚	—
Ⅲ	動眼神経	混合性	(眼球運動) 上・下・内側直筋，下斜筋，上眼瞼挙筋(瞬目)	—	毛様体筋(眼の遠近調節) 瞳孔括約筋(縮瞳)
Ⅳ	滑車神経	運動性	(眼球運動) 上斜筋	—	—
Ⅴ	三叉神経	混合性	咀嚼筋(咀嚼・嚥下時に重要)	(顎顔面口腔領域の体性感覚) 口腔粘膜，歯，顔面皮膚，頭皮，舌前方 2/3	—
Ⅵ	外転神経	運動性	(眼球運動) 外側直筋	—	—
Ⅶ	顔面神経	混合性	顔面筋(表情の表出など)	味覚(舌前方 2/3，口蓋部)	涙腺(涙液分泌) 唾液腺(顎下腺，舌下腺)
Ⅷ	内耳神経	感覚性	—	聴覚(蝸牛神経) 平衡覚(前庭神経)	—
Ⅸ	舌咽神経	混合性	茎突咽頭筋	味覚(舌後方 1/3) 体性感覚(舌後方 1/3，咽頭粘膜) 内臓感覚(頸動脈洞の圧受容器と頸動脈小体)	唾液腺 (耳下腺)
Ⅹ	迷走神経	混合性	喉頭筋(発声，嚥下，嘔吐，呼吸などに重要)	味覚(舌根部，喉頭蓋，食道) 体性感覚(喉頭・咽頭下部粘膜) 内臓感覚(胸・腹部内臓)	胸・腹部内臓機能 (人体最大の副交感神経)
Ⅺ	副神経	運動性	胸鎖乳突筋，僧帽筋(頸運動)	—	—
Ⅻ	舌下神経	運動性	舌筋，舌骨下筋	—	—

2）脊髄神経

・脊髄から出る場所によって以下のように区分

・頸神経（8 対），胸神経（12 対），腰神経（5 対），仙骨神経（5 対），尾骨神経（1 対）：計 31 対

Ⅲ．中枢神経系の機能

A 脊髄

1）構造

(1) 灰白質

・中枢神経系でニューロンの細胞体が多く存在している領域

・前角（運動ニューロン細胞体が存在），後角（二次感覚ニューロン細胞体が存在），中間質（側角）に分けられる．

・胸髄では中間質外側部が発達し，側角を形成（交感神経節前ニューロンの細胞体が存在）

(2) 白質

神経線維が走行している領域．前索，側索，後索に分けられる．

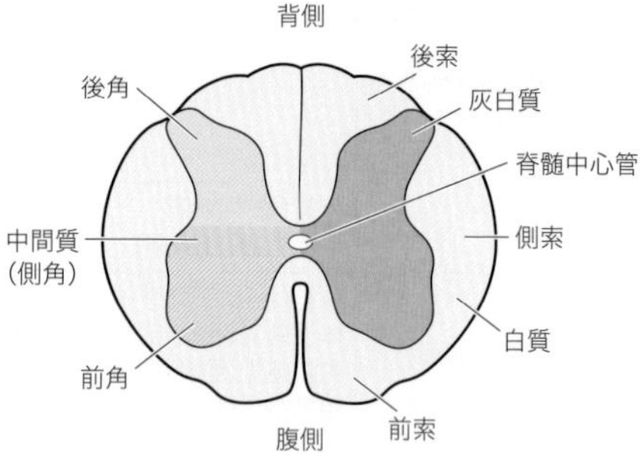

2）機能

・脳と末梢を連絡する神経伝導路（→ Chapter 7 および 8 参照）

・自律神経反射および脊髄反射の中枢（→ Chapter 8 参照）

B 脳幹 よくでる

1）延髄・橋の機能

主な中枢		部位
自律機能中枢 生存に必要な機能	心臓血管中枢	延髄
	呼吸中枢	延髄
	呼吸調節中枢	橋
	排尿調節中枢	橋
口腔機能の反射性調節にかかわる中枢	嚥下中枢	延髄
	嘔吐中枢	延髄
	吸啜中枢(乳児)	延髄
	唾液分泌中枢	延髄
	下顎反射	橋・延髄
	咀嚼パターン発生器	延髄
	化学受容性嘔吐誘発領域	延髄(最後野)

2）中脳の機能

①視覚や眼球運動の反射調節（眼球反射，対光反射，前庭動眼反射など）

②姿勢反射（前庭迷路反射，頸反射，立ち直り反射など）

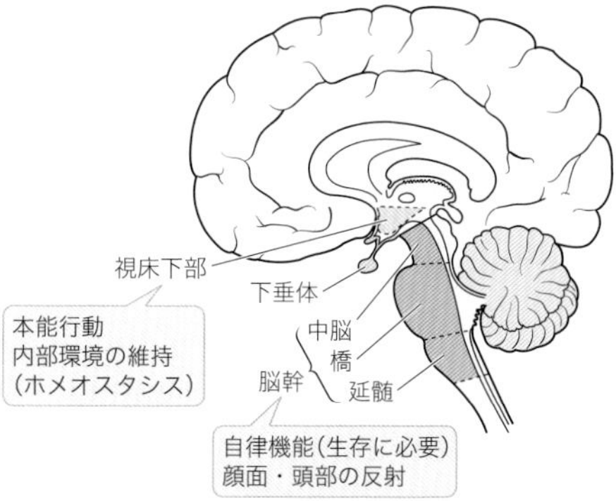

C 間脳

視床および視床下部からなり，いずれも多数の神経核の集合体として構成される．

1）視床

・大脳皮質への入出力の中継核（→ Chapter 7 参照）

2）視床下部　よくでる

本能行動（行動の動機づけ）や内部環境の維持，自律機能最高位の中枢などがある．

視床下部の機能

主な中枢	機能・調節対象
飲水中枢	水分量・体液量の調節→飲水行動の動機づけ 口渇
摂食中枢	エネルギー平衡・摂食行動の調節 食欲
満腹中枢	
生殖(性)中枢	性行動の調節(種の維持) 性欲
睡眠中枢	覚醒と睡眠の切り替え 睡眠欲
体温調節中枢	体温の維持
内分泌の最高次中枢	甲状腺・副腎皮質・性腺・成長ホルモン・プロラクチン
自律神経系の最高次中枢	交感神経と副交感神経の活動バランス統合中枢

D 小脳

身体のバランス維持，運動（随意運動）と姿勢の制御

E 大脳基底核

1）機能

（大脳皮質運動野との連携により）複雑な随意運動の計画の補助（プログラミング），運動修正，開始・停止

2）この領域の障害

錐体外路系(→ p.74 参照)の運動障害

・無動，筋緊張の亢進あるいは低下，姿勢（身体バランス）の異常，不随意運動の発現など

・Parkinson 病（中脳・黒質から線条体へのドパミン作動性入力の変性による）

F 大脳辺縁系

扁桃体，海馬，帯状回などから構成される．

1）扁桃体

①情動反応の処理（情動行動：接近行動，攻撃行動，逃避行動）

②情動の学習（恐怖学習，嫌悪学習，嗜好学習などに関与）と記憶固定の調節

2）海馬

①記憶の形成（海馬損傷は順行性健忘症をもたらす）

②空間学習

3）帯状回

①大脳辺縁系の各部位を結びつける．

②感情の形成と処理

③痛覚の情動的情報処理や記憶・学習（特にプライミング）に関与

G 大脳皮質

1）構造

・大脳半球の表面を覆う部分で，ヒトでは最も広範な脳領域

・基本構造として6層からなる細胞構築

2）大脳皮質の区分と機能局在

大脳皮質は，解剖学的，組織学的，機能的にそれぞれ区分される．

（1）解剖学的な区分

・脳表からみられる顕著な回・溝によって区分する．

・前頭葉，頭頂葉，後頭葉，側頭葉に区分

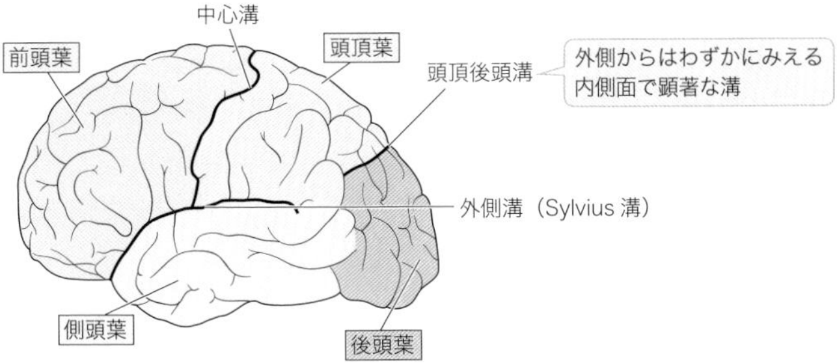

(2) 組織学的な区分

・細胞の層構造の特徴や分布の差によって分類する（細胞構築学的）.

・Brodmann の脳地図

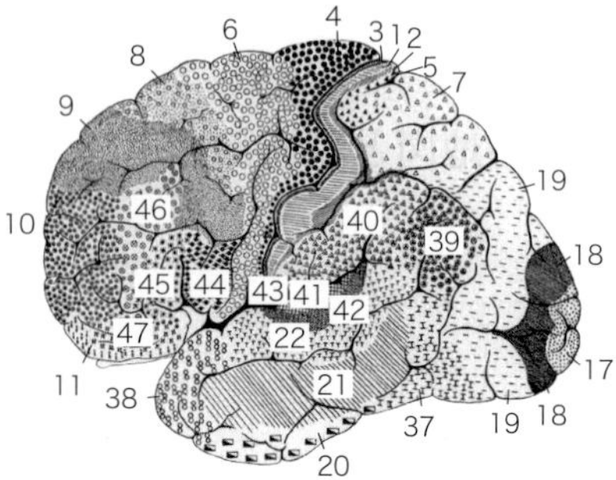

Brodmann の脳地図
（Brodmann, *J Psychol Neurol*, 10, 1907）

(3) 機能的な区分

運動，感覚，視覚など機能によって区分している．機能的な区分は解剖学的・組織学的な区分ともよく一致することがわかっている．

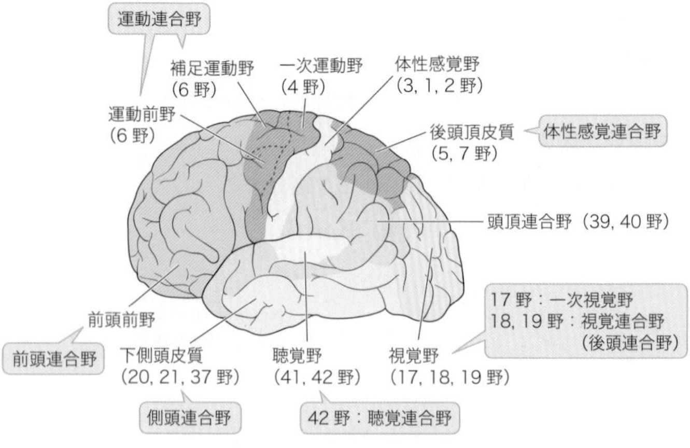

Ⅳ. 脳波と睡眠

A 脳波

・頭皮表面から経頭蓋で記録した大脳皮質の電気活動（集合電位）

・覚醒と睡眠のレベルによって脳波が変化する（睡眠段階の判定）.

脳波の種類	周波数区分	出現	
α 波	8〜13 Hz	覚醒時	閉眼・安静時に多く出現
β 波	13 Hz 以上(〜30 Hz)	覚醒時	注意集中時，感覚入力時など
γ 波	30 Hz 以上	覚醒時	興奮時(怒っている場合など)
θ 波	4〜8 Hz	睡眠時	浅睡眠，まどろみ
δ 波	3 Hz 以下	睡眠時	深睡眠，深麻酔

B 脳波と睡眠

1）意識レベルの分類

意識レベル		感覚入力	筋への出力	行動	眼球運動	脳波	夢
覚醒	意識清明 環境を完全に認識	100％脳に入力	正常	合目的的な行動	追尾運動（見たいものに視線）	低電圧速波	なし
ノンレム睡眠	意識レベル低下 弱い刺激で覚醒	脳には入力するが，感覚情報を処理する中枢機能が低下	脳からの出力は低下するが，0ではない	寝返りなど	なし	高電圧徐波	単純なイメージ
レム睡眠	意識レベル低下 強い刺激で覚醒	視床で入力ブロック	ほぼ消失	ほとんどなし	急速眼球運動	低電圧速波	複雑・奇妙な夢

2）ノンレム睡眠とレム睡眠

（1）ノンレム（non-REM）睡眠

・出現脳波により，Stage 1〜4（S1〜4）の 4 段階に分類される.

・睡眠はノンレム睡眠（S1）から始まる.

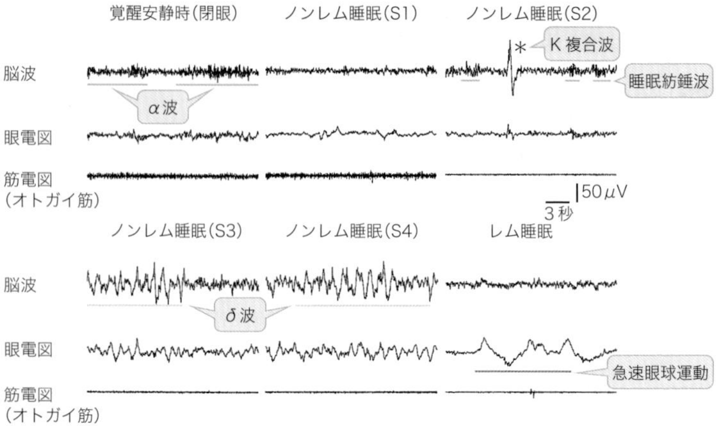

覚醒・睡眠中の脳波・眼電図・オトガイ筋筋電図

（泰羅，基礎歯科生理学，第 6 版，2014 より改変）

①ノンレム睡眠（S1）（傾眠状態）

・α 波が減少

・電位は低振幅

・全睡眠時間の 3〜8%

②ノンレム睡眠（S2）

・脳波では睡眠紡錘波（――）や K 複合波（*）がみられる.

・全睡眠時間の 50%程度

③ノンレム睡眠（S3）

・低周波の δ 波（――）が増える（単位時間あたりの 20〜50%を占める).

④ノンレム睡眠（S4）

・δ 波の割合が 50%以上の状態

・S3 と S4 では高振幅波が顕著

CHECK! 徐波睡眠（slow wave sleep）

ノンレム睡眠（S3，4）を特に徐波睡眠とよび，全睡眠時間の 15〜20%を占める.

（2）レム（REM）睡眠（逆説睡眠）

・全睡眠時間の20〜25%を占める.

・急速眼球運動（Rapid Eye Movement）（——）が出現する.

・脳波は低振幅で比較的速波となる θ 波が中心

3）睡眠構築（睡眠パターンの周期）

（1）睡眠パターン

＊　　　　　　　　　　　　　　　　　＊

・入眠⇒ノンレム睡眠（S1⇒2⇒3⇒4）⇒レム睡眠⇒ノンレム睡眠⇒……

・この周期（＊）を一晩に3〜5回繰り返す.

・1周期は90〜120分

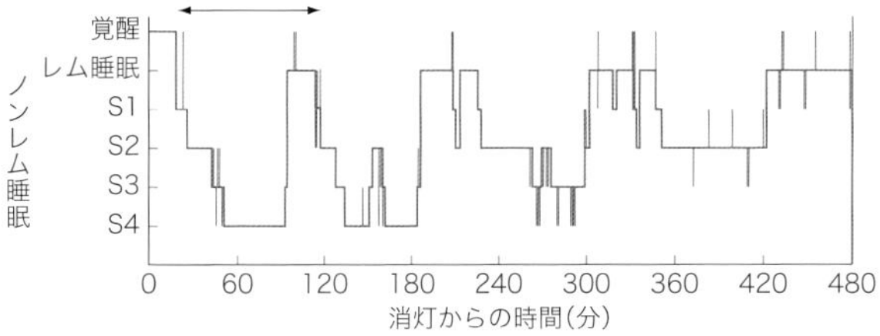

ヒトの睡眠構築（泰羅，基礎歯科生理学，第6版，2008）

（2）睡眠構築の発達

①レム睡眠

出生後に比率が高いが，乳児期に減少する.

②徐波睡眠（深い眠り，ノンレム睡眠 S3，S4）

子どもでは多く，加齢により減少し，高齢者で特に少ない.

③睡眠時覚醒

加齢とともに増加．高齢者では回数，時間とも多くなる.

Chapter 10

自律機能・体温調節

Check Point

・自律神経による支配様式と特徴，例外を説明できる．
・主要な内臓・器官に対する自律神経作用を説明できる．
・自律神経系の神経伝達物質と受容体を説明できる．
・体温調節機構と体温調節の異常を説明できる．

Ⅰ．自律神経系による神経支配

自律神経系については，→ Chapter 9 を参照

A 自律神経による神経支配（体性運動神経との違い）

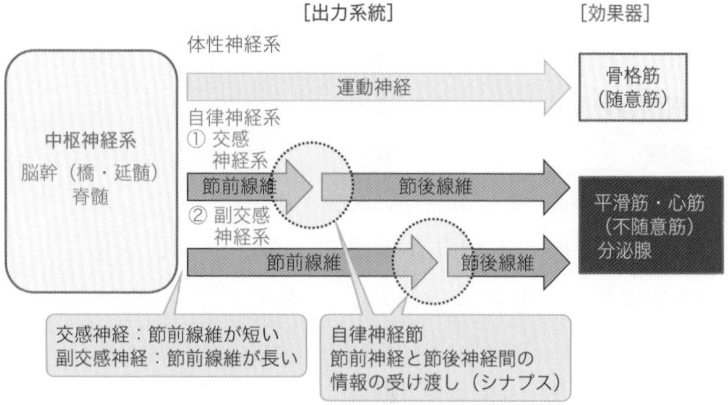

CHECK!　自律神経支配の特徴

中枢神経を出た後，自律神経節で必ずシナプスをつくり，節後線維が標的を支配する．

交感神経と副交感神経

	交感神経	副交感神経
節前ニューロンの細胞体	脊髄(胸髄 T1〜12・腰髄 L1〜3)	脳幹(中脳・橋・延髄) 脊髄(仙髄 S2〜4)
自律神経節の位置	脊髄に近い(節前線維が短く，節後線維が長い)	効果器に近い(節前線維が長く，節後線維が短い)
発散度(節前線維が支配する節後線維の比)	大きい	小さい
支配効果の広がり	全身作用	局所作用
支配効果	エネルギー消費型	エネルギー蓄積型
作用効果	ストレス・緊急事態などへの順応態勢	エネルギー保存，平常の安静状態維持
節後線維の作動性	アドレナリン作動性(例外あり)	コリン作動性

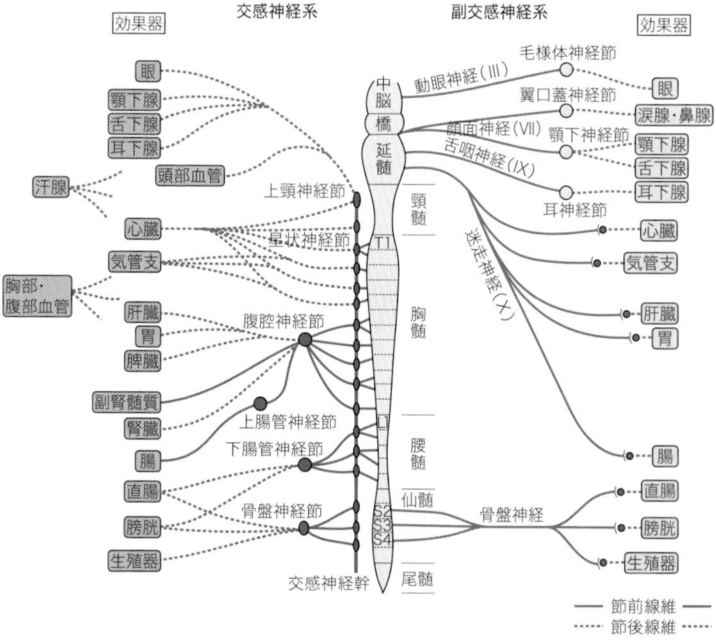

B 自律神経支配の特徴 よくでる

1）二重支配

ほとんどの内臓器官は**交感神経**と**副交感神経**の両者からの支配を受けている．

二重支配の例外

①交感神経の単独支配：大部分の血管，脾臓，汗腺，立毛筋，副腎髄質（交感神経節前線維による支配），瞳孔散大筋

②副交感神経の単独支配：瞳孔括約筋

2）拮抗支配

交感神経と副交感神経は二重支配した標的器官に対して，互いに反対の効果を及ぼす．

拮抗支配の例外

唾液腺（協調支配：両神経とも唾液分泌を促進する）

3）持続性支配（緊張性支配）

・自律神経は常時一定の活動電位を標的器官に送り続けている．

・単位時間あたりのインパルス数を増減することで，支配標的器官の機能調節を行っている．

Ⅱ．自律神経調節の作用 よくでる

1）交感神経

・交感神経は，**興奮・運動・ストレス時**などに活性化する．

・**興奮・運動・ストレス時**に亢進する機能はすべて交感神経によるものである．

2）副交感神経

・副交感神経は，**安静・安寧・リラックス時**に活性化する．

・**安静・安寧・リラックス時**に行われる機能はすべて副交感神経によるものである．

自律神経の主な作用・効果

器官		交感神経の作用・効果	副交感神経の作用・効果
眼	瞳孔	散大	縮瞳
	毛様体筋	弛緩(遠方視)	収縮(近方視)
涙腺		軽度分泌促進	分泌促進
耳下腺		軽度分泌促進(漿液)	分泌促進
顎下腺		軽度分泌促進(粘液)	分泌促進
心臓(β_1, β_2)		心拍数増加	心拍数減少
		陽性変力作用	陰性変力作用
呼吸器系		気管支拡張(β_2)	気管支収縮
消化管		運動性減少	運動性増加
		消化液の分泌抑制	消化液の分泌促進
腎臓		尿量減少，レニン分泌促進	一般に作用しない
膀胱		排尿筋(膀胱周囲筋)弛緩(β_2, β_3)	排尿筋(膀胱周囲筋)収縮
		膀胱括約筋収縮(α_1)：蓄尿作用	膀胱括約筋弛緩：排尿促進
陰茎		射精	勃起
汗腺		汗の分泌促進	作用なし (交感神経の単独調節)
立毛筋		収縮(立毛：ヒトでは鳥肌)	
血管	細動脈	収縮(α_1：主にノルアドレナリン作用)	
	骨格筋血管	弛緩(拡張)(β_2:主にアドレナリン作用)	
脾臓		収縮	
副腎髄質		アドレナリン分泌促進	
代謝	肝臓 骨格筋	グリコーゲン分解促進(β_2)	
	脂肪組織	脂肪分解促進(β_1, β_2)	

α_1, β_1, β_2, β_3：アドレナリン受容体α_1, β_1, β_2, β_3

Ⅲ．自律神経系の神経伝達

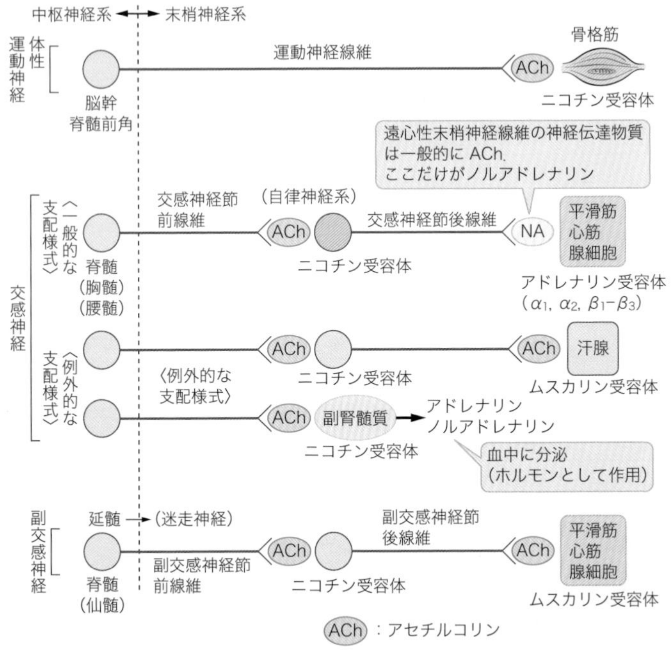

・自律神経節（節前線維➡節後ニューロン）の伝達物質は交感神経・副交感神経ともに「アセチルコリン（ACh）」である．

・受容体はいずれも「ニコチン受容体」

・節後線維終末では，交感神経は「ノルアドレナリン（NA）」で「アドレナリン受容体（α_1，α_2，β_1〜β_3）」．副交感神経は「ACh」で「ムスカリン受容体」である．

例外 汗腺など一部効果器では，交感神経節後線維終末からAChが分泌され，受容体はムスカリン受容体

国試レベルでは，次のように覚えればよい．
・末梢神経線維の神経伝達物質は原則的に「アセチルコリン（ACh）」である．
・受容体は（運動神経も含めて）まず「ニコチン受容体」で，末梢での神経伝達が2回ある場合に，2番目は「ムスカリン受容体」となる．
・例外的に，交感神経節後線維だけが「ノルアドレナリン（NA）」となる．

自律神経系の受容体

受容体サブタイプ	受容体サブタイプと細胞内情報伝達系		分　布	主な作用(機能)
ニコチン性	イオンチャネル内蔵型	陽イオンの流入 (主に Na^+)→ 脱分極	骨格筋神経筋接合部(N_M)	血管平滑筋の収縮，散瞳
			自律神経節・副腎髄質 中枢神経系(N_N)	興奮情報のシナプス伝達，アドレナリン分泌促進(副腎髄質)
ムスカリン性	G タンパク質 共役型 (代謝型)	M_1：G_q と共役 ホスホリパーゼ C 活性化 → IP_3/DAG 産生 →細胞内 Ca^{2+}濃度上昇	自律神経節， 中枢神経系	シナプス伝達の修飾
		M_2：G_i/G_o と共役 Ca^{2+}濃度低下 cAMP 産生抑制	心臓	心機能低下
		M_3：M_1 と同じ	平滑筋，分泌腺	気管支，排尿筋，消化管などの平滑筋収縮 インスリン(内分泌)， 消化液(外分泌)促進 (交感神経支配：汗腺)

アドレナリン受容体(G タンパク質共役型受容体)

受容体サブタイプ	細胞内情報伝達系		主な作用(機能)
	G タンパク質	細胞内二次メッセンジャー	
α_1	G_q	ホスホリパーゼ C を活性化 → IP_3 / DAG (ジアシルグリセロール) → 細胞内 Ca^{2+}濃度上昇	血管平滑筋の収縮，散瞳
α_2	G_i	アデニル酸シクラーゼを抑制 → cAMP 産生を抑制	交感神経節後神経終末からのノルアドレナリン分泌を抑制
β (β_1〜β_3)	G_s	アデニル酸シクラーゼを活性化 → cAMP 産生を促進	心機能亢進(心拍数の増加など) 気管支・消化管の平滑筋弛緩 グリコーゲン分解・脂肪分解促進

Ⅳ．体温調節機構

A 体温

1）核心温（深部温）

身体内部の温度（核心温）は環境温度にかかわらず常に一定（37℃）である．

2）体温の測定部位

直腸温＞口腔温＞腋窩温　（直腸温が最も核心温に近い）

3）体温の周期変動

・体温は 1 日の中で変動する（概日リズム：変動幅は 0.7〜1℃程度）．

・最も低いのは明け方（午前 3〜6 時頃），最も高くなるのは夕方（午後 3〜6 時頃）

4）基礎体温

・女性では月経周期に伴い 0.4℃程度で変動する．

・排卵期〜排卵までは低く，排卵以降高くなる（**プロゲステロン**の作用による）．

B 熱産生機構

1）身体部位と熱産生量

・臓器・器官の活動や代謝により熱が産生される．

・胸・腹部には臓器・器官が集中しているため，安静時の熱産生量が多い（安静時熱産生量の 55％を占める）．

・運動時には筋・皮膚での熱産生量が上昇する．特に筋収縮による熱産生量は多い（中程度運動時で熱産生量の 75％程度となる）．

コラム：筋収縮と熱産生

筋は ATP の加水分解によるエネルギーで収縮するが，すべてを収縮の仕事に使うわけではない．収縮仕事に用いられなかったエネルギーは熱として放出され，それが産熱のかなりの比率になっている．

2）熱産生機構

(1) 身体活動

筋収縮および細胞の代謝により熱を産生する.

(2) 特異動的作用

・食物摂取後の**肝臓**による代謝活動により熱を産生する.

・特にタンパク質代謝で発熱量が多い.

(3) ふるえ

寒冷刺激により，伸筋と屈筋のように互いに拮抗する筋が同時収縮する．不随意な等尺性収縮で，外部に対して仕事をしないため，消費エネルギーはほとんど熱となる.

(4) 褐色脂肪組織（非ふるえ熱産生）

・ヒトでは新生児の肩甲骨付近，腋窩にみられる.

・交感神経が興奮すると脂肪の分解を促進し，熱を産生する.

(5) 内分泌

甲状腺ホルモン，アドレナリンなどは代謝を活発にして熱産生を促す.

C 熱放散機構

1）体熱の放散

(1) 呼吸

不感蒸散：呼気に含まれる水蒸気の蒸発により，放熱する.

(2) 放射

体温が上昇すると人体から赤外線を主とした電磁波が放出され，熱の放射が行われる.

(3) 伝導と対流

皮膚表面と空気の間で熱が伝導する．皮膚周辺の空気が対流で除かれると放熱量が増加する.

(4) 蒸発

皮膚表面から**発汗**し，**気化熱**を奪うことで放熱する.

2）発汗

汗の蒸発による気化熱で体熱を低下させる．

(1) 汗腺の種類

エクリン腺（体温調節に関与）とアポクリン腺（体温調節には関与しない）

(2) 発汗の種類

①温熱性発汗（体温調節の発汗）

ほぼ全身のエクリン腺から発汗する．

②精神性発汗（緊張時など）

手掌，足底，腋窩，鼻など限られた部位のみに発汗する．

③味覚性発汗

辛いものを食べたときなどに顔面皮膚を中心に発汗する．

④その他

嘔吐時などに自律反射として発汗することがある．

3）熱放散と皮膚血管

(1) 暑熱時

表在性静脈を拡張し，皮膚表層付近（外気と接する）の血流量を増加

➡熱放散促進

(2) 寒冷時

表在性静脈を収縮し，皮膚表層付近への血流量を減少させる．

➡熱放散抑制

D 体温調節機構

1）温度の受容

(1) 核心温（深部温度受容器）

視床下部の温度感受性ニューロン（冷ニューロンと温ニューロン）が感知

(2) 環境温（皮膚温度受容器）

体性感覚として皮膚の自由神経終末（温度受容器）が感知（TRP チャネルファミリー→ Chapter 7-Ⅲ-D 温度覚参照）

2）体温調節中枢 よくでる

視床下部（視索前野，前視床下部）で行われる．

セットポイント

体温調節中枢には設定値（セットポイント：約 37℃）を決定する神経機構があり，セットポイントと環境温・核心温との比較が行われて適切な体温調節反応が起こる（セットポイント仮説）．

3）行動性体温調節

寒冷時に厚着をする，暑熱時に脱衣するなどで温度変化に対応する．

4）体温調節機構

(1) フィードバック調節

セットポイントと核心温との差分を計算し，差を修正する方向に体温調節する反応（熱放散または熱産生）

(2) フィードフォワード調節

環境温の変化によって体温の上昇（または低下）が予想される場合に，実際に体温が変化する前に熱放散（または熱産生）反応が生じる調節

例）サウナに入った瞬間に汗を出すなどの反応

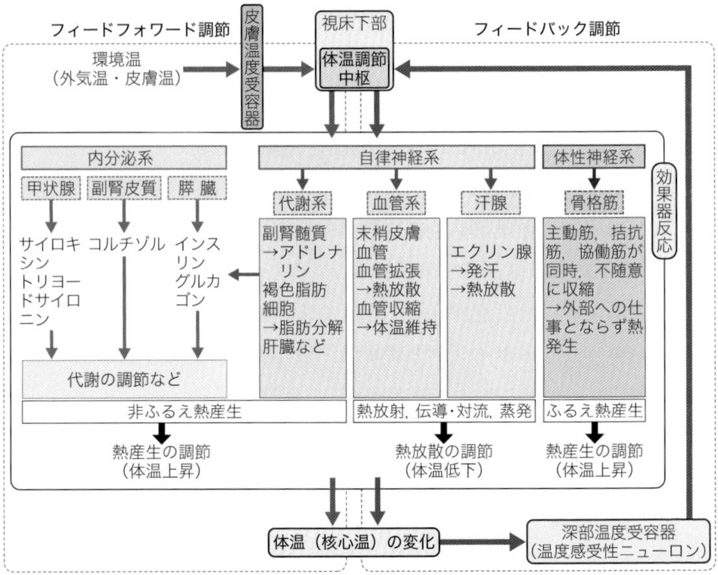

5）体温の異常と発熱

(1) 発熱

- セットポイントが化学的・機械的・精神的刺激により上昇することがある．上昇したセットポイントに従って体温調節機能が作動した状態が発熱であり，体温調節機構が変調したものではない．
- 上昇したセットポイントに達するまでは寒く感じ，ふるえ，血管収縮などがみられる．

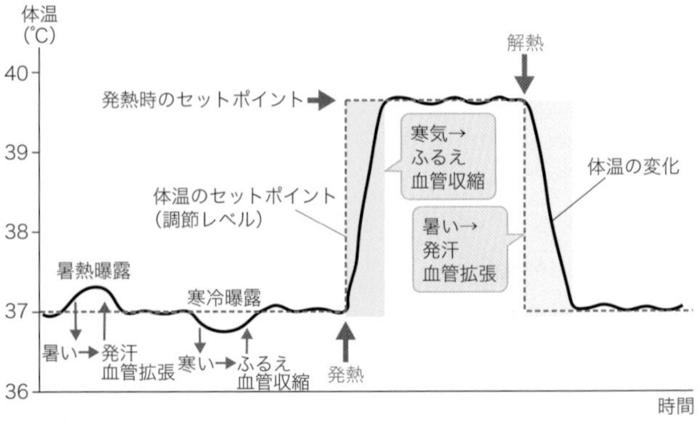

CHECK! セットポイントを上昇させる要因

1）化学的刺激

・発熱物質（pyrogen）：細菌感染などによって生じる．

・細菌などへの感染⇒外因性発熱物質（細菌毒素：特にリポポリサッカライド：LPS）⇒免疫系細胞（マクロファージなど）に作用⇒内因性発熱物質（サイトカイン）産生（インターロイキン 1，インターロイキン 6，インターフェロンなど）⇒脳血管の内皮細胞⇒プロスタグランジン E_2（PGE_2）⇒視床下部・体温調節中枢に作用⇒セットポイントを上昇させる

2）機械的刺激

脳出血，脳腫瘍などによる体温調節中枢の圧迫

3）精神的刺激

精神的興奮，神経症など

(2) 解熱

・セットポイントが正常に復帰すれば体温も平熱に戻る．

・体温が平熱に戻るまでは，発汗，血管拡張（顔面発赤）などがみられ，暑く感じる．

CHECK! 解熱剤の作用機序

・化学的刺激による発熱過程のいずれかをブロックすることで PGE_2 産生を抑制する．

・非ステロイド性抗炎症薬（NSAIDs）は，COX-2（PGE_2 合成酵素）を抑制する．

(3) うつ熱

・発熱と異なり，セットポイントの異常ではない．

・体内での熱産生や環境温上昇による熱吸収により，熱産生量が熱放散量を上回って体温が上昇し，中枢神経機能異常となり体温調節機能が失われた状態（**熱中症**）．

・熱中症は重症度により，熱痙攣，熱失神，熱疲弊，熱射病（日射病）に分けられる．

Chapter 11
顎・口腔・顔面皮膚の体性感覚

Check Point

・顔面皮膚感覚の特徴と感覚神経支配を説明できる．
・歯根膜の役割と歯根膜感覚の特徴を説明できる．
・歯髄と象牙質での痛覚発現の機序と特徴を説明できる．

Ⅰ．顔面皮膚の感覚

A ヒト顔面皮膚の感覚神経支配

・顔面の皮膚感覚を支配する神経は**三叉神経**
・眼神経（第1枝），上顎神経（第2枝），下顎神経（第3枝）支配領域が明瞭に区分される．
・顔面皮膚から頭皮（後頭部を除く）までほとんどの領域を支配している．

B 顔面皮膚感覚の特徴

・体幹四肢部の皮膚よりも鋭敏
・正中部で鋭敏で，周辺部に移行するにつれて鈍になる．
・特に鋭敏な領域：鼻尖，オトガイ，上下唇中央部，口唇外皮部，鼻周囲部皮膚

二点弁別閾，触閾値とも指先に匹敵する！

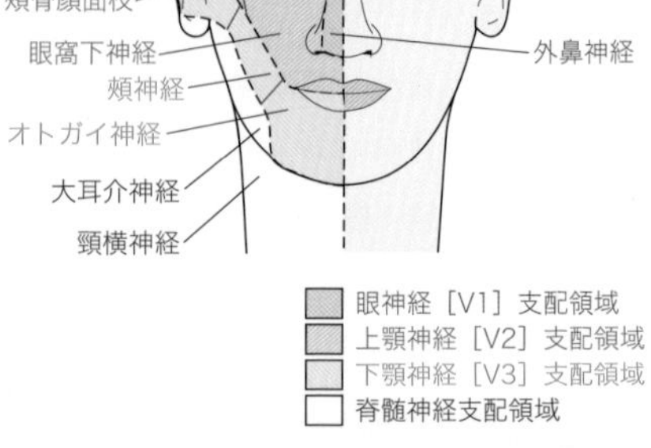

Ⅱ．口腔の感覚

A 口腔の感覚の種類

1）体性感覚

・口腔粘膜の皮膚感覚

・固有感覚：歯根膜，顎関節，咀嚼筋，舌筋

2）特殊感覚

味覚 （→ Chapter 12 参照）

B 舌の感覚

1）舌感覚の種類

①味覚：特殊感覚

②粘膜としての体性感覚：触圧覚は身体中で最も鋭敏（特に舌尖部）

③舌筋の固有感覚：咀嚼，発声・構音，嚥下など複雑な運動を制御している．舌筋には筋紡錘が非常に多く存在する．

2）舌感覚の特徴

舌尖部は触閾値が身体中で最も低く，非常に鋭敏である．

CHECK! 感覚の“閾値”と“感度”

「閾値が低い（高い）」＝「感度が高い・鋭敏（低い・鈍感）」ということ．試験の時などは特に慌てるので意味を混同しないように注意しよう．

3）舌の体性感覚の神経支配 よくでる

・舌前方 2/3：**舌神経**⇒**下顎神経**⇒**三叉神経**

・舌後方 1/3：**舌咽神経**

C 口腔粘膜の感覚 よくでる

1）感覚受容器

一般の皮膚感覚とほぼ同じ受容器が存在しているが，Pacini 小体と毛包受容器はない．

2）体性感覚神経支配

支配神経：三叉神経

中枢への入力経路と末梢感覚神経の細胞体存在部位

体幹部と比べて特徴的で，特に感覚神経細胞体の存在部位は覚えておく.

(1) 顎・口腔・顔面（三叉神経支配）領域の体性感覚求心路 ◁ 特徴的

求心性神経の細胞体存在部位

・触圧覚・痛覚・温度覚－三叉神経節

・固有感覚（歯根膜・筋紡錘など）－三叉神経中脳路核

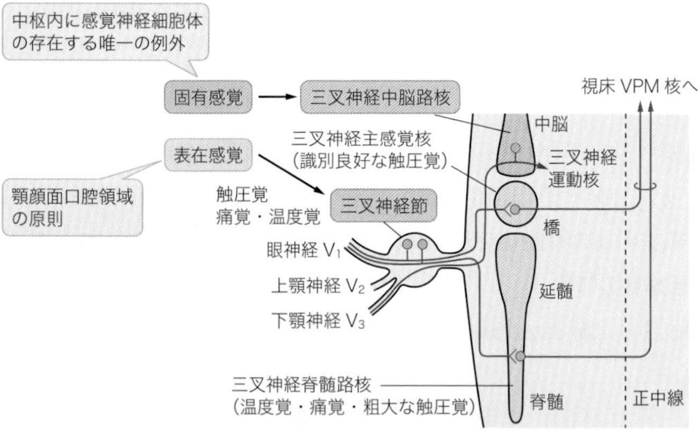

(2) 体幹・四肢部の体性感覚求心路 ◁ 一般的な体性感覚の入力路

求心性神経の細胞体存在部位

・すべての体性感覚－後根（脊髄）神経節➡（後根より）脊髄へ入力

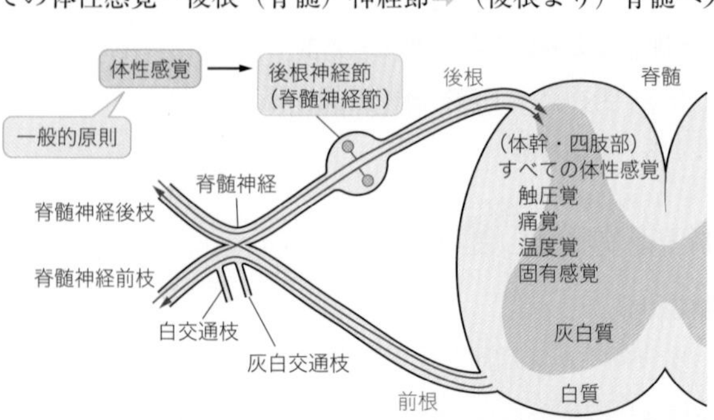

3）感覚点の分布密度と感覚閾値

（1）感覚点

・感覚点は皮膚・粘膜上で感覚を感じる点で，受容器の存在部位である．

・痛点＞触圧点＞冷点＞温点の順に多い．

・痛点，触圧点：皮膚に比べて多く，非常に鋭敏

・冷点・温点：皮膚に比べて非常に少ない．特に温点は少なく，高温に対して鈍感

・口腔前方 多い ＞口腔後方 少ない

（濃い網：敏感　薄い網：鈍感）

（2）感覚閾値

・低いほど鋭敏で，高いほど鈍感

・口腔前方 低い ＜口腔後方 高い

・正中部 低い ＜周辺部 高い

（3）口腔内各部の特徴

①頬粘膜：痛点の密度が極端に低く，痛覚に鈍感な特異部位（**Kiesow 領域**：第二大臼歯部の頬粘膜中央から口角に至る帯状の領域）がある．

②硬口蓋：前方部 高い ＞後方部 低い ＜軟口蓋移行部 高い

③軟口蓋：口蓋垂前面は感覚点の分布密度が高い．痛点が多く，痛覚に鋭敏である．

Ⅲ．歯の感覚　よくでる

A 歯への刺激を感じる部位

感覚受容部位

①歯根膜（触圧覚，痛覚，固有感覚）

②象牙質（痛覚）

③歯髄（痛覚）

歯の構造のうち，エナメル質とセメント質には感覚神経が分布しないので，感覚は生じない．

B 歯根膜の感覚

1）歯根膜の機能

①歯の植立

②咬合圧の緩衝

③歯への感覚刺激受容（触圧覚，痛覚，固有感覚）

④咬合力・咀嚼力の調節（**歯根膜咬筋反射**）

⑤他の歯周組織への栄養供給

⑥細菌感染時などの排膿路

2）歯根膜の感覚の種類

いずれの感覚も，鋭敏さは前歯部＞臼歯部

（1）痛覚　（三叉神経節に感覚神経細胞体）⇒三叉神経脊髄路核に入力

歯に過度な力が加わったときや歯根膜炎を生じた際に痛みが発生する．

（2）触圧覚　（三叉神経節に感覚神経細胞体）⇒三叉神経主感覚核に入力

・歯に力が加わると，歯根膜の線維が変形（伸縮）し，触圧覚が生じる．

・**位置感覚**：歯根膜の触圧覚により刺激されている歯の位置を判断する感覚．前歯のほうが正確

（3）固有感覚　三叉神経中脳路核に感覚神経細胞体

・歯に加わる力の大きさ・方向などを無意識下に検知する．

・**咬合感覚**：上下歯で咬合したときの感覚．歯根膜・咀嚼筋筋紡錘・顎関節・舌などからの固有感覚，触圧覚などを総合し，咀嚼・咬合している物質の硬さや大きさ，性状などを識別する．

3）歯根膜の感覚受容器の種類・分布

・主要なものは，**自由神経終末**と **Ruffini 小体**　終末の大きさはさまざま

・いずれも，歯に力が加わり動揺した場合に，靱帯としての歯根膜線維が伸縮すると，靱帯に付着した受容器が興奮する（機械受容器）．

受容器の分布密度

・中間部＞根尖部＞歯頸部，前歯＞小臼歯＞大臼歯

・受容器は，**刺激の方向に選択的に応答**する（歯根膜は歯に加わる力の方向を感知できる）．

4）歯根膜の感覚の特徴

・健常歯で歯に加わる刺激（力）を受容する．

・部位局在に優れる（被刺激歯の同定）：**上下歯の接触状態，咀嚼時の食物の大きさ・硬さ**を感知する．

・痛みの局在性は明瞭である．

・感覚の鋭敏さは，前歯部＞臼歯部

C 歯髄の感覚

1）歯髄神経

（1）求心性感覚神経（Aδ 線維と C 線維）

① Aδ 線維：象牙質に向かい，象牙質感覚（痛覚）を伝える．

② C 線維：歯髄内にとどまり，歯髄感覚（痛覚）を伝える．

（2）交感神経節後線維（C 線維）

歯髄内の血管支配→血流調節（血流の変化は歯髄内圧に影響するので，歯髄感覚に影響する）

2）歯髄炎と軸索反射　よくでる （→ Chapter 7 p.65 参照）

・歯髄への刺激は軸索反射による炎症を起こしやすい（歯髄炎）

・炎症→歯髄腔内圧の上昇→痛みの増悪

　└→感作（侵害閾値の低下）┘

3）特徴

・健全歯では感覚は生じない．歯髄露出で感覚機能が発現．

・適刺激はなく，刺激はすべて痛覚となる（**ポリモーダル受容器**）．

・順応せず，持続痛，鈍痛，不快な痛みとなる．

・痛みの局在性は不明瞭

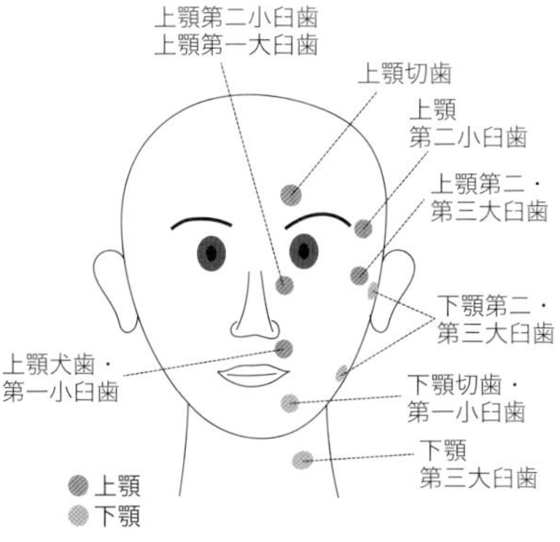

関連痛の原因歯と関連痛の現れる領域

・**関連痛**（→ p.71 参照）がみられる．

D 象牙質の感覚

1）発痛の機序

・象牙質に入る神経線維：Aδ 線維

・感覚受容器：自由神経終末（高閾値機械侵害受容器）

・受容機構：**動水力学説**

2）象牙質で痛みを誘発する刺激

・象牙細管内の組織液に水流が生じることが刺激となる．

・摩耗や破折などでエナメル質が欠損することで生じる．

・**象牙質知覚過敏**の原因と考えられている．

3）象牙質で生じる疼痛の特徴

・鋭痛で激しい痛みとなる（Aδ 線維の伝える痛みの特徴）

・刺激の除去により，疼痛は治まる．

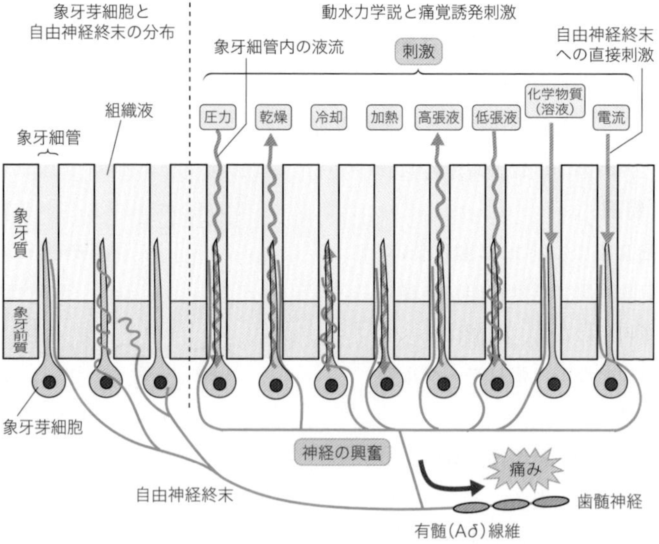

Chapter 12

味覚・嗅覚（化学感覚）

Check Point

- 味覚の特徴を説明できる．
- 味覚の受容器（味蕾）と味細胞，味質による味覚の受容機構を説明できる．
- 嗅覚の特徴を説明できる．
- 嗅上皮，嗅細胞，ニオイ受容体について説明できる．
- 味覚および嗅覚情報の中枢への伝導経路を説明できる．

Ⅰ．味　覚

A 味覚の特徴 よくでる

1）適刺激

水溶性化学物質 ― 唾液に溶解することで味覚が発現する！

2）五基本味（甘味，塩味，酸味，苦味，うま味）

<table>
<tr><th>味質</th><th>主な味物質</th><th>受容体</th><th>味の意味</th><th>摂取情報</th></tr>
<tr><td>甘味</td><td>ショ糖，ブドウ糖などの糖類，一部のアミノ酸</td><td rowspan="3">Gタンパク質共役型受容体</td><td>エネルギー源</td><td rowspan="2">摂取情報（嗜好性）</td></tr>
<tr><td>うま味</td><td>① グルタミン酸ナトリウム（昆布だし）
② イノシン酸ナトリウム（鰹節だし）
③ グアニル酸ナトリウム（シイタケだし）</td><td>タンパク質，核酸</td></tr>
<tr><td>苦味</td><td>植物アルカロイドや動物性ペプチド，配糖体など（キニーネ，カフェインなど）</td><td>毒物</td><td rowspan="2">忌避情報（嫌悪性）</td></tr>
<tr><td>酸味</td><td>H^+（酸）の味（クエン酸，塩酸，乳酸など）</td><td rowspan="2">イオンチャネル内蔵型受容体</td><td>腐敗物</td></tr>
<tr><td>塩味</td><td>アルカリ金属塩（電解質）の味，特にNaCl</td><td>ミネラル</td><td>摂取情報（嗜好性）</td></tr>
</table>

3）その他の味

渋味，辛味，金属味，えぐ味などは味覚以外の感覚も統合した複合感覚（味神経以外に三叉神経を刺激）であり，味質に含めない．

4）認知閾値

苦味＜酸味＜塩味＜甘味，の順に高くなる．（苦味がもっとも低濃度で検知できる）

5）順応

・味覚は順応しやすい．（順応が速い）

・食物摂取中は咀嚼による口腔内移動で順応が妨げられる．

・ある味質に順応しても，他の味質には影響しない．

6）温度の影響

・甘味：口腔内温度と同等くらいが最も閾値が低い．

・塩味：低温で（冷めると）閾値が低くなる．

B 味覚受容器

味覚受容器は**味蕾**である．

1）味蕾の数

舌に約 5,000 個，舌以外の部位に約 2,500 個が存在する．

2）味蕾の存在部位

・舌（舌乳頭），軟口蓋，口蓋垂，咽頭，喉頭蓋などの粘膜に分布

・舌乳頭は 4 種類ある．

(1) 糸状乳頭

舌背全面に存在．味蕾は存在しない．

(2) 茸状乳頭

舌前方 2/3，舌縁部，舌尖部に存在．舌の味蕾の 30%が局在

(3) 葉状乳頭

大臼歯部付近の舌縁部に存在．舌の味蕾の 30%が局在

(4) 有郭乳頭

舌分界溝に 10～20 個並んでいる．舌の味蕾の 40%が局在

3）味細胞

・味蕾中に50〜100個の味細胞が含まれる．

・味細胞の寿命は約10日で，変性－再生のサイクルを繰り返している．

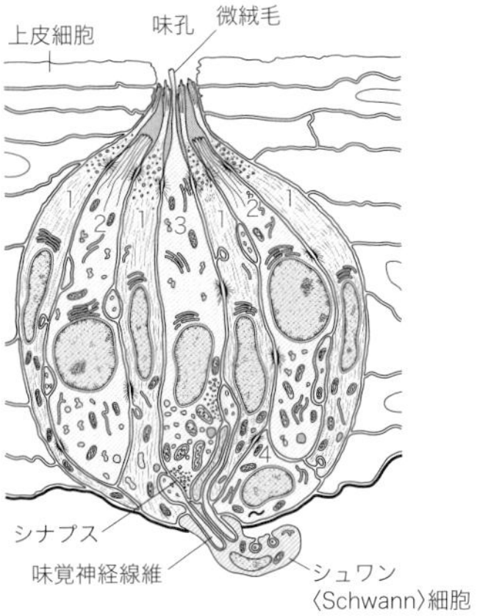

味蕾の模式図
1：Ⅰ型細胞，2：Ⅱ型細胞，3：Ⅲ型細胞，4：Ⅳ型細胞
（Murray, *J Ultrastruct Mol Struct Res*, 95, 1986）

コラム：寿命のある細胞

以下にあげる細胞は，身体内でほぼ生涯にわたり変性と再生を繰り返し，常に新生される細胞である．細胞の寿命の問いは，歯科医師国試にもよく出てくるものなので，細胞新生の周期の数値（寿命）は覚えておくとよい．

細胞	存在部位	寿命
味細胞	味蕾	約10日
嗅細胞（嗅ニューロン）	嗅粘膜（嗅上皮）	約30日
赤血球	血液（骨髄で産生）	約120日

細胞分裂に影響する薬剤の投与や微量元素・ビタミンの不足などは，（成人であれば）まず表中の細胞の再生を妨げるので，味覚・嗅覚障害，血液の疾患（貧血）が症状としてよく現れる．

例）亜鉛：細胞分裂に影響する，葉酸・ビタミンB_{12}：核酸の合成に必要

C 味覚受容機構

1）甘味・うま味・苦味　Gタンパク質共役型受容体

・受容体はいずれもGタンパク質共役型だが，構成が異なる．

・細胞内情報伝達機構は共通

　味物質の受容➡Gタンパク質の解離（活性化）➡ホスホリパーゼC（PCLβ2）の活性化➡細胞内二次メッセンジャー（IP_3とジアシルグリセロール（DAG）を産生）➡IP_3により小胞体からCa^{2+}が細胞質に放出➡Ca^{2+}がTRPM5チャネルを開口➡陽イオン流入により脱分極➡電位依存性Na^+チャネル開口➡Na^+の大量流入➡活動電位発生➡ヘミチャネル（CALHM）を介してATP（神経伝達物質）を細胞外に放出➡味神経に味情報伝達（P2X受容体）

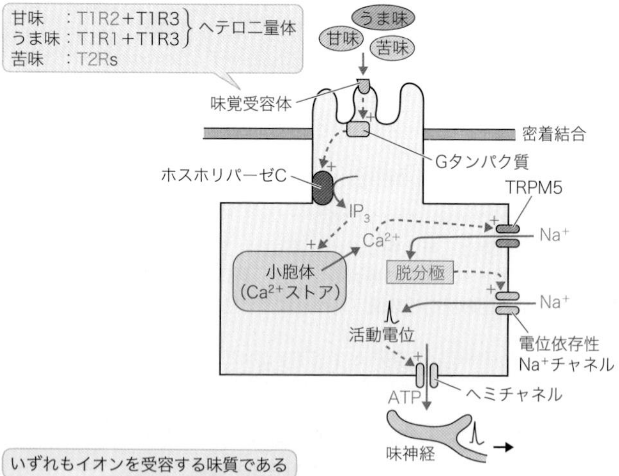

いずれもイオンを受容する味質である

2）酸味・塩味　チャネル型受容体

　チャネル型受容体を介する受容機構

受容機構

①塩味：Na^+流入による脱分極➡活動電位発生➡味細胞へ情報伝達

②酸味：H^+刺激での陽イオン流入またはH^+流入による細胞内pH低下➡脱分極➡活動電位発生➡味細胞へ情報伝達

D 味覚情報の伝導路 よくでる

<table>
<tr><th>味蕾の分布</th><th>味神経</th><th>脳神経</th><th>感覚神経節</th></tr>
<tr><td>口蓋</td><td>浅在性大錐体神経</td><td rowspan="3">(Ⅶ)顔面神経</td><td rowspan="3">膝神経節</td></tr>
<tr><td>茸状乳頭</td><td rowspan="2">鼓索神経</td></tr>
<tr><td>葉状乳頭(舌前 2/3)</td></tr>
<tr><td>葉状乳頭(舌後 1/3)</td><td colspan="2" rowspan="2">(Ⅸ)舌咽神経</td><td rowspan="2">下神経節
(錐体神経節)</td></tr>
<tr><td>有郭乳頭</td></tr>
<tr><td>舌根・咽頭・喉頭蓋</td><td>上喉頭神経</td><td>(Ⅹ)迷走神経</td><td>下神経節
(節神経節)</td></tr>
</table>

E 味覚障害 よくでる

1) 味覚障害の症状

(1) **味覚減退・味覚消失**：味の感じ方が鈍い，またはまったく感じない．

(2) **異味症**：まったく異なる味がする（甘いはずのものが苦いなど）．

(3) **自発性異常味覚**：口腔中に何もないのに苦味など味を感じる．

(4) **解離性味覚障害**：ある特定の味質だけ感じなくなる．

(5) **悪味症**：何を食べてもいやな味を感じる．

2) 味覚障害の主な原因

(1) **薬剤性味覚障害**：高齢者に多い　多剤服用の影響！

(2) **亜鉛欠乏**：若年者に多い　ジャンクフードの影響

(3) 風味障害：嗅覚異常の影響

(4) 全身疾患：糖尿病，肝障害，腎障害などの影響

(5) 口腔疾患：舌の疾患，唾液腺疾患，**口腔乾燥症**

(6) 突発性：原因不明

(7) その他：顔面神経麻痺や中耳炎などを含む

CHECK! 高齢者の味覚障害の原因

高齢者の味覚障害は，薬剤性も含め唾液分泌の低下によるものがほとんどである．

3）味覚機能検査

(1) 全口腔法

・呈味物質を口腔に含ませ，口中全体を使って味を判断させる．

・検査対象部位が広く，日常の味わい方に近い．

・検知・認知閾値の大まかな測定と味質判断の正確性を調べる．

・障害部位の特定はできない．

(2) 濾紙ディスク法

・4 基本味それぞれに 5 段階の濃度系列をつくり，小さな濾紙ディスクに含ませ舌上におき，各味質の検知・認知閾値の測定と味質判断の正確性を調べる．

・支配神経領域ごとの検査が可能．検査時間が長くなる．

(3) 電気味覚試験

・電気味覚計を用いて，舌上を電気刺激する➡電気味覚（酸味と金属味を混ぜたような味）

・味細胞・味神経の電気的な閾値を測定する．

・障害を受けている部位・求心性味神経の伝導能などの精密な検査も可能

・定性的要素がない➡どの味質に異常があるのかなどは判定不能

Ⅱ. 嗅 覚

A 嗅覚の特徴

1) 適刺激

揮発性化学物質（遠隔で発生した揮発物質を検出）

2) 閾値

非常に低い（加齢とともに閾値は上昇するが，加齢変化は少ない）.

3) 順応

嗅覚は，感覚中で最も順応の速い感覚である. ＜ とても順応が速い

B 嗅覚受容器

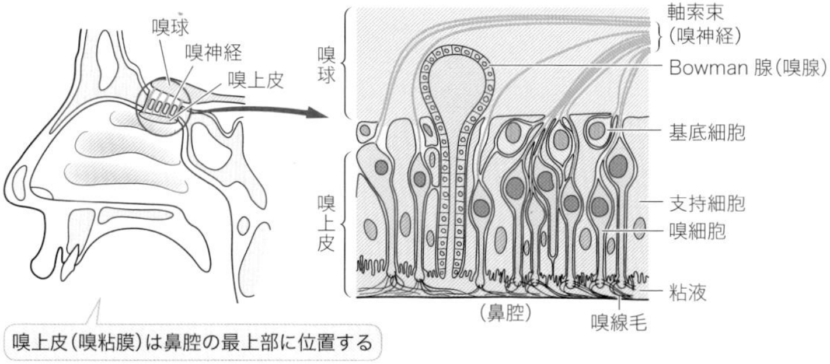

1) 嗅上皮への気流経路

(1) 外環境のニオイ

吸気とともに鼻孔から鼻腔内へ

(2) 口腔内のニオイ（飲食中の食物臭）

呼気とともに後鼻腔から（食物の風味）

2) 嗅細胞（嗅ニューロン）

・一次感覚細胞（神経細胞）である.

3）ニオイ受容体　Gタンパク質共役型受容体

・膨大な遺伝子ファミリーを形成しており，種類が非常に多い（ヒトで400種程度）．

・Gタンパク質共役型受容体➡ニオイ物質結合による活性化で，cAMP産生が増大➡ cAMPに依存して開口する陽イオンチャネルを介して，Na^{+}，Ca^{2+}などが流入➡興奮（活動電位発生）

C 嗅覚情報の伝導路

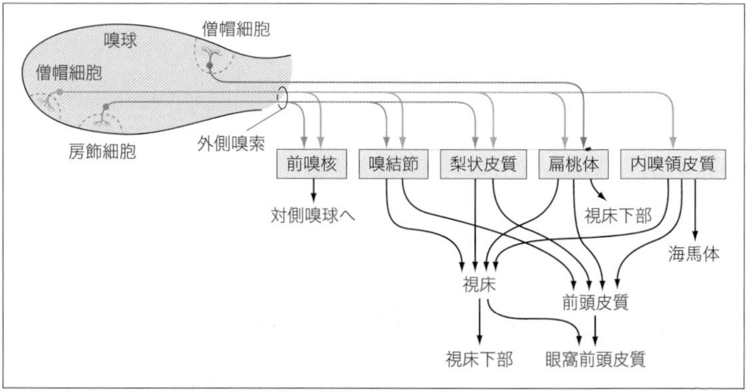

嗅皮質

僧帽細胞，房飾細胞からの軸索は外側嗅索を経由して複数の嗅皮質領域に投射する．これらの嗅皮質からさらに嗅覚情報処理にかかわる領域に軸索が伸びている．（Kandelほか編，Principles of neural science, 2012より改変，吉村，基礎歯科生理学，第6版，2014）

・他の感覚と異なり，視床で中継されずに大脳皮質や大脳辺縁系に直接入力する．

・扁桃体へ直接入力：情動の発現に強く影響する．

・嗅内皮質（内嗅領皮質）を介して海馬への入力があり，記憶に結びつきやすいとされる．

嗅覚は，かつてほとんど国家試験には出題されなかったが，近年になって3回ほど出題されている．嗅覚の細かい知識は必要ないと思われるが，感覚一般の問題の選択肢として出されることもあるので，感覚としての嗅覚の特徴は押さえておきたい．

Chapter 13

顎運動

Check Point

・下顎運動の調節機構を説明できる.
・下顎反射の種類とそれぞれの反射弓を説明できる.

・咬合・下顎位・下顎の限界運動については『パーフェクトマスタークラウンブリッジ補綴学』『パーフェクトマスター全部床義歯補綴学』参照.
・咀嚼筋と下顎運動, 下顎関節の運動については『パーフェクトマスター口腔解剖学』参照.

Ⅰ. 下顎運動の調節機構

1) 中枢性の調節

運動の企画・プログラム（大脳皮質), 運動開始の誘発, 運動の円滑化（大脳基底核）

2) 末梢性の感覚によるフィードバック調節

・効果器（咀嚼筋）の運動状況によるフィードバック調節
・閉口筋（筋紡錘), 顎関節, 歯根膜などの固有感覚情報により, 筋活動を制御する.

CHECK! 筋紡錘からの固有感覚情報

・筋紡錘からの固有感覚情報⇒筋活動をフィードバック調節
・閉口筋・舌筋は筋紡錘が豊富, 開口筋は筋紡錘がほとんどないか少ない.

Ⅱ．下顎反射

A 三叉神経核群

感覚別に入力する三叉神経感覚核

触圧覚	三叉神経節に細胞体をもつ感覚ニューロンによって入力 識別性の高いものは三叉神経主感覚核，粗雑なものは三叉神経脊髄路核（吻側亜核・中位亜核）に入力．持続性歯根膜咬筋反射に関与
痛覚	三叉神経節に細胞体をもつ感覚ニューロンによって入力 三叉神経脊髄路核（尾側亜核）に入力．開口反射に関与
温度覚	三叉神経節に細胞体をもつ感覚ニューロンによって入力 三叉神経脊髄路核（尾側亜核）に入力
固有感覚	三叉神経中脳路核に細胞体をもつ感覚ニューロンによって入力 歯根膜や咀嚼筋筋紡錘からの固有感覚を伝える． 下顎張反射，一過性歯根膜咬筋反射に関与

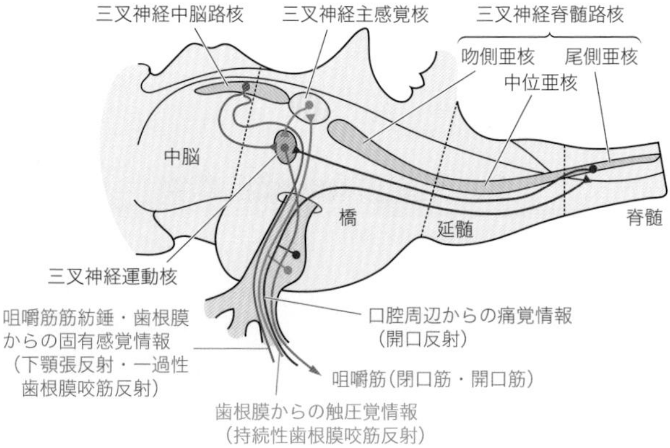

CHECK!　三叉神経核群

- 顎口腔顔面領域のほとんどの感覚情報（体性感覚）は三叉神経感覚核群に入力する．
- 咀嚼筋の収縮制御は三叉神経運動核の支配である．
  ➡顎運動の制御機構，下顎反射の反射弓を理解するためには，三叉神経核群の知識は不可欠

B 下顎反射

1）下顎反射の役割と下顎の動き

反射	反射の役割	現れる運動
下顎張反射	顎位を常に一定に保つ（下顎安静位の保持）．下顎が下がった場合，顎を挙上させて閉口させる（運動時などの下顎の動揺抑制）．	閉口筋の緊張増加 開口した場合は閉口運動
脱負荷反射	硬いものを噛み砕いた瞬間に，脱力して，上下歯の衝突・口腔内損傷を避ける（下顎張反射と同じ反射弓）．	強い閉口運動（咬合力の発揮）中に，脱力して閉口運動を停止する．
開口反射	口腔内・周辺に侵害刺激が加わったときに，有害な刺激から逃れ，口腔を防御する．	開口筋収縮，閉口筋弛緩 ⇒開口運動
歯根膜咬筋反射	咬合・咀嚼時に咬合力・咀嚼力を調節する．食物の固さに応じた咀嚼の調節．一過性と持続性がある．	閉口筋の収縮力増強 閉口運動の強度増大

2）下顎反射の反射弓

（1）下顎張反射

誘発刺激：一過性に下顎を**開口させる方向に働く力**（閉口筋の受動的伸張）

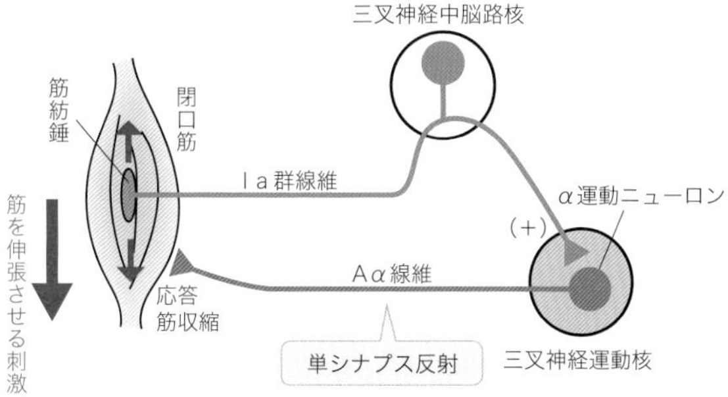

(2) 開口反射

誘発刺激：三叉神経（第二枝または第三枝）支配領域（特に口腔周辺）への侵害刺激，強い機械刺激

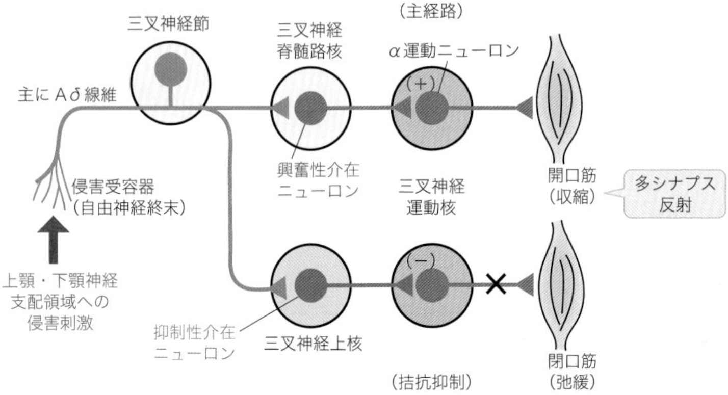

(3) 歯根膜咬筋反射

下顎反射	受容器	反射誘発刺激	感覚ニューロンの細胞体	神経回路	役割・特徴
歯根膜咬筋反射（一過性）	固有感覚受容器（MS支配受容器）	叩くなど一過性の歯の動揺	三叉神経中脳路核	三叉神経中脳路核→三叉神経運動核（単シナプス）	閉口筋の緊張増強→咀嚼力亢進（食物の固さに応じて咬合力を調節する）
歯根膜咬筋反射（持続性）	歯根膜触圧受容器（機械受容器・TG支配受容器）	歯への持続性の圧刺激（特に舌唇方向への圧刺激により誘発，舌方向では反対に抑制）	三叉神経節	三叉神経主感覚核 三叉神経脊髄路核 →三叉神経運動核（多シナプス）	閉口筋の緊張増強 咀嚼力の調節

Chapter 14

咀嚼と吸啜

Check Point

・咀嚼運動の意義と咀嚼の過程を説明できる.
・咀嚼運動の中枢性・末梢性制御機構を説明できる.
・新生児・乳児の吸啜と成人の吸引の違いを説明できる.
・吸啜反射の中枢と乳児の吸啜の運動過程を説明できる.

I. 咀　嚼

A 咀嚼とは

・口腔内に摂取した食物を噛み砕き，唾液と混合して食塊として嚥下に至るまでの過程
・下顎，舌，口唇，頬（粘膜）が秩序だって行われる協調運動（半自動運動）

1）咀嚼周期

開口相⇒閉口相⇒咬合相を周期的に繰り返す．周期は，0.5～1.2 秒

2）咀嚼時にみられる運動

咬断，粉砕，臼磨運動

3）食物摂取おいて連動する諸機能

（1）吸啜 （→ p.127 参照）
（2）嚥下 （→ p.129 参照）
（3）嘔吐 （→ p.135 参照）

B 咀嚼の意義

消化の補助作用	①食物を粉砕・臼磨(機械的消化) ②唾液との混合(唾液アミラーゼの働きを補助：化学的消化) ③消化管運動・消化液の分泌を促進(消化作用の頭相：胃・下部消化管)
食塊形成	嚥下を容易にする.
味覚の発生	味物質(水溶性化学物質)が唾液に溶解して味覚が発生
嗅覚の発生	①食物中の揮発性化学物質が後鼻腔から嗅上皮へ達する. ②味覚と協同し風味を形成する.
食物中の異物発見	鋭敏な口腔感覚：口唇, 舌(特に舌尖), 口腔粘膜
口腔内の自浄作用	咀嚼により唾液分泌量が亢進➡唾液中の水分による自浄作用
顎顔面の成長・発育促進	血流の促進➡上下顎の発育が促進
脳血流の促進	発育期の知能発達, 加齢による脳の老化防止効果
心理・精神的効果	十分な咀嚼➡満足感(ストレス解消)➡肥満防止

C 咀嚼の過程

1) 摂取・stage Ⅰ移送期

食物を口腔内に摂取➡前歯で切断➡舌により臼歯部に移送（**stage Ⅰ移送**）

2) 咀嚼期

下顎の開・閉口➡臼歯上で食物を粉砕(左右片側の臼歯：**習慣性咀嚼側**)

①開口相（Ⅰ相）

②作業側方向への下顎の偏位（Ⅱ相）

③閉口相（Ⅲ相）

④咬合状態で下顎の滑走（Ⅳ相）

⑤非作業側方向への滑走（Ⅴ相）

➡咀嚼された食物の一部は舌によって中咽頭に移送（**stage Ⅱ移送**）

➡ある程度移送量がたまると咀嚼中でも嚥下が行われる（**挿入嚥下**).

3) 終期

口腔内に残った食物をまとめて嚥下する（**終末嚥下**).

D 咀嚼能力

→『パーフェクトマスタークラウンブリッジ補綴学』および『パーフェクトマスターパーシャルデンチャー補綴学』参照

E 咀嚼のパターン形成機構

1）咀嚼運動

リズミカルなパターンを示す**半自動運動**

2）咀嚼のリズム

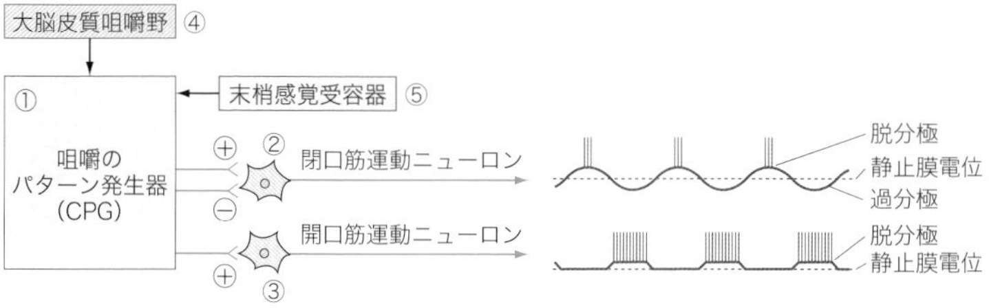

咀嚼の中枢性パターン発生器(CPG)によって形成される閉口筋と開口筋運動ニューロンの細胞内変動パターン（井上，基礎歯科生理学，第6版，2014）

①中枢性パターン発生器（CPG）（脳幹・網様体）によって咀嚼パターンが決定される．

② CPG によって閉口筋運動ニューロン活動が繰り返しの交互リズムで促進（脱分極），抑制（過分極）される．

③閉口筋運動ニューロン活動の抑制時に，開口筋運動ニューロンが促進される（脱分極）．

（②③：開閉口リズムの形成）

④大脳皮質からの命令によって CPG の稼働が始まる（自発性はない）．

⑤末梢感覚受容器からのフィードバック調節により，パターン運動が発動すると，意識しなくとも運動の継続が可能となる（**半自動運動**）．

F 咀嚼の調節機構 よくでる

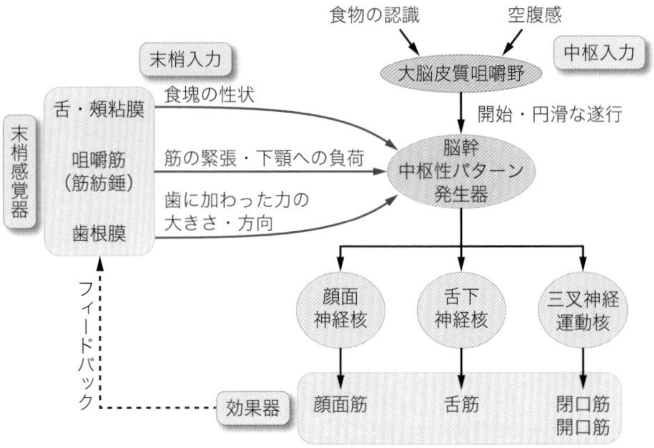

1）中枢性の制御機構

(1）大脳皮質

①咀嚼野：咀嚼運動の開始と維持・随意的な制御に関与

②一次運動野・顔面領域

③一次体性感覚野・顔面領域：顎顔面口腔領域の運動学習，より随意的な運動制御に関与

(2）視床下部

食欲・空腹感➡咀嚼の動機づけ

(3）扁桃体

食物の摂取可否の価値判断・食物と非食物の識別に関与

(4）大脳基底核

脳幹の CPG に出力を送り，運動の円滑化などに関与

2）末梢性の制御機構

末梢の感覚受容器からの情報により，CPG のパターン・リズムが変調する（フィードバック制御機構）.

(1）舌・口腔粘膜からの感覚

食塊の形状・大きさ

(2) 咀嚼筋（筋紡錘）

筋にかかる負荷➡筋収縮力・緊張度の調節（咬合力・咀嚼力に影響）

(3) 歯根膜

歯に加わる力を感知➡咀嚼力の調節（歯根膜咬筋反射）

(4) 顎関節

下顎頭の位置，開口度，開閉の方向，開閉運動の速度など

➡リズム制御に影響

Ⅱ．吸　啜

A 吸啜（suckling）と吸引（sucking） よくでる

	新生児・乳児期前半（吸啜）	乳児期後半～成人（吸引）
口唇	閉鎖しない（歯列接触しない），弱い閉鎖	強く閉鎖（上下歯は軽度に咬合）
舌	低位にある 前方に物を迎えにいくように移動 波状運動（前後運動）	挙上（口蓋に接触：上下運動） 後方に移送運動
下顎	前方に突出	やや後退位（嚥下位）
作動筋（下顎固定・顎運動）	顔面神経支配筋（顔面筋）が主体	三叉神経支配筋（咀嚼筋）が主体
呼吸抑制	不完全で同時進行しているようにみえる	嚥下時無呼吸
運動の種類	原始反射（中枢は延髄）	随意的
吸引方法	乳房探索運動➡乳房先端部を口腔内に捕捉➡口唇と舌尖により口腔前方を閉鎖➡乳首を吸啜窩（口蓋中央部）に押し当てる➡下顎の挙上と下降を繰り返し，下降時の容積増大による口腔内陰圧により吸引	吸気と一緒に吸引

B 吸啜から咀嚼への移行をもたらす要因

①口唇閉鎖能力の発達

②乳歯の萌出

③下顎骨の発達：下顎歯が伸び口蓋の間に空間ができる➡咀嚼のための空間

Chapter 15

摂食嚥下と嘔吐

Check Point

・摂食嚥下の５期を説明できる.
・嚥下の過程を，口腔期・咽頭期・食道期に分けて説明できる.
・嚥下の神経機構を説明できる.
・嘔吐の意義と原因を説明できる.
・嘔吐の過程と嘔吐時の自律反射を説明できる.
・嘔吐の神経機構を説明できる.

Ⅰ. 摂食嚥下の５期 よくでる

A 認知期（先行期）

・口腔内に食物は入っていない.
・感覚情報を経験，記憶，環境などと照合して摂食の可否判断を行う.
・視覚・嗅覚・聴覚・触感などの感覚系，大脳皮質，視床下部（食欲の源泉➡食行動の動機づけ），扁桃体（食物摂取の可否判断に影響）が関与する.

B 咀嚼期（準備期）

食物の粉砕，食塊の形成を行う.

C 口腔期（嚥下第一期）（→ p.130 参照）

・食塊を口腔から咽頭へ移送する.
・口腔期までは随意的に制御可能である.

D 咽頭期（嚥下第二期）（→ p.131 参照）

・食塊を飲み込む（咽頭通過➡食道へ）.
・咽頭期からは完全な反射となり，一度開始されると自分の意志で中断できない.

E 食道期（嚥下第三期）（→ p.132 参照）

食塊が食道を通過し，胃に達するまでをいう.

Ⅱ. 嚥　下

A 嚥下の概要

嚥下とは，口腔内に摂取された食物（固体・液体），または唾液などの分泌物を咽頭，食道を経て，胃まで移送する反射性の運動のことである.

嚥下回数

飲食中：180 回/時
安静時：24 回/時
就眠中：5 回/時　睡眠中も嚥下は行われている

B 嚥下時にみられる運動の種類

1）気道の防御

・中咽頭部で気道と消化経路が交差するため，気道への食物の進入を防止する必要がある.
・鼻咽腔閉鎖，声門閉鎖，喉頭口閉鎖，嚥下時無呼吸（軽度の呼気圧発生），梨状陥凹（喉頭周辺の構造）によって，気道への食物の進入を防止

2）食塊の移送

（1）食塊を移送する推進力

舌の運動（舌背の後方運動・舌根部の下方移動），咽頭後壁の蠕動様運動，食道の蠕動

(2) 進行経路の拡張

食塊が進行する部分を拡張して進入しやすくする

舌根の前方移動（中咽頭部の拡大），喉頭挙上（食道は通常喉頭により押しつぶされており，挙上することで食道入口部を開大できる）により食塊経路を拡大する．

C 口腔期

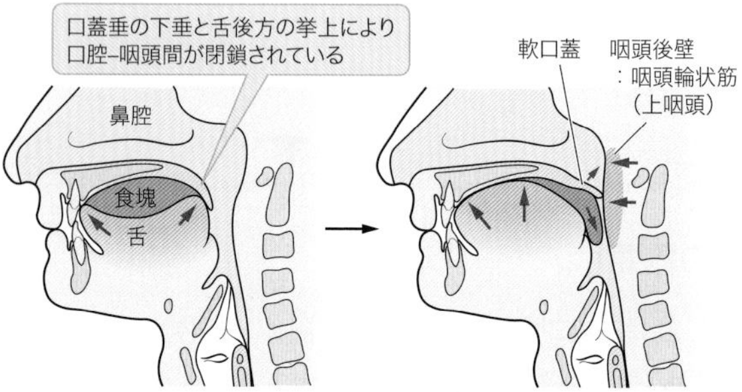

・狭義の嚥下が開始される．

・食塊を口腔から咽頭へ移送する．

口腔期の過程

①食塊の保持：舌の前後，舌縁部を挙上（舌をスプーン状にして食塊を保持し，口蓋部に押しつける）

②舌口蓋境は口蓋垂の下垂と舌後方の挙上により閉鎖される（**舌口蓋閉鎖**）．

③舌筋（内舌筋・外舌筋）により，舌尖部を口蓋皺襞部に押し当てる．

④③の接触点を支点として，舌の狭窄運動（前方から後方に向かって，順次舌背を口蓋へ押し当てていく）：食塊を後方へ移送する運動

⑤舌口蓋閉鎖が開放される．

⑥軟口蓋の後上方への挙上が開始され（**口蓋帆挙筋**），上咽頭収縮筋（輪状咽頭筋の上部）が収縮し，咽頭後壁部が前方に出てくる．

D 咽頭期

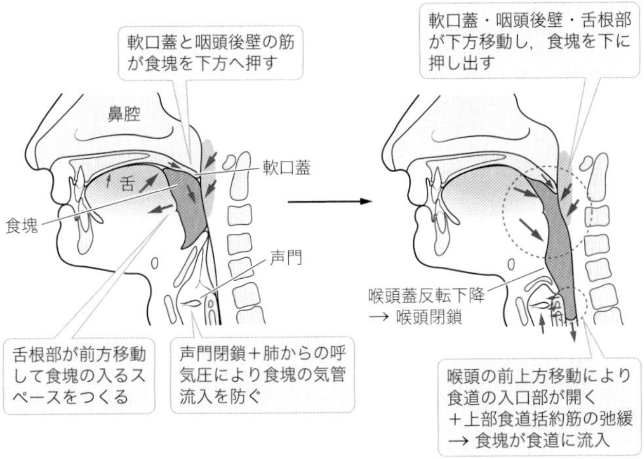

咽頭期の過程

①舌根部の前方移動（食塊が入るスペースができる）

②**鼻咽腔閉鎖**完成（軟口蓋の挙上＋上咽頭後壁の前方突出）

③中咽頭部に食塊が蓄積

④誘発刺激：食塊先端が口蓋垂下端を通過して，咽頭粘膜に接触

⇒中枢性に**嚥下反射**が誘発される．

⑤咽頭期の食塊の下方への推進力

a）舌根部の後下方移動

b）咽頭の蠕動様運動

⑥喉頭の挙上（舌骨下筋群（特に甲状舌骨筋）の収縮により喉頭は舌骨に向かって挙上する．舌骨上筋群により，舌骨は前上方に移動するので，喉頭も前上方への移動となる）

⑦喉頭蓋の下降反転（**喉頭口閉鎖**）＋**声門閉鎖**＋**肺からの呼気圧**

⇒気道防御（誤嚥の防止）

・喉頭口の周りには**梨状陥凹**とよばれる溝構造があり，食塊はその溝を流れるため誤嚥防止に役立つ．

⑧輪状咽頭筋（咽頭下部）の弛緩＋喉頭の前上方移動➡食道入口部開大
➡食塊の食道流入

E 食道期

→『パーフェクトマスター口腔解剖学』参照

食道の蠕動により，食塊が食道を通って胃に達するまでの時期をいう．

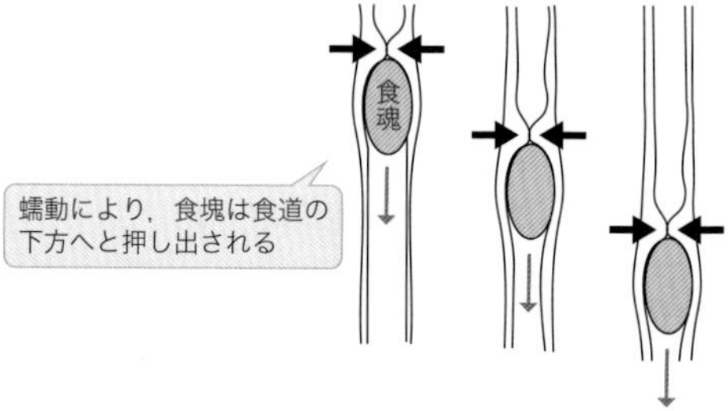

食道期の過程

①食道入口部：輪状咽頭筋の弛緩により開大

②食道内に食塊が入る．

③蠕動により胃まで移送（移送時間：約 10 秒）

食道上部では速く，下部では遅くなる

④逆流防止機構

a）輪状筋の収縮（方向を制限）

b）食道胃境界部括約筋（胃の入口）

Ⅲ．嚥下機能の発達

A 乳児型嚥下と成熟型嚥下

	乳児型嚥下	成熟型嚥下
呼吸	停止するが，呼吸停止はごく短時間（一見同時に生じているようにみえる）	必ず停止する（嚥下時無呼吸）
咬合状態（顎位）	顎を開き，口を大きく開ける	上下歯は咬合 顎位は嚥下位（やや後退位）
口唇	上下口唇は閉じていない	口唇閉鎖
舌尖の位置	下顎歯槽堤と乳首の間に位置（吸啜）	口蓋に押しつけ固定
舌運動	前後運動（波状運動）	挙上運動，後進運動などが加わり複雑
下顎の固定	顔面神経支配筋 （口輪筋，頬筋などの顔面筋）	三叉神経支配筋 （咬筋，側頭筋などの咀嚼筋（閉口筋）

コラム：摂食嚥下機能の獲得

嚥下は胎児期（胎生 12 週頃）から母体内ですでに行われているが（羊水を飲む行為），生後吸啜（乳児型嚥下）から咀嚼への変換期に嚥下の運動様態も変化する．この過程は，咀嚼同様に生後の食に関する運動学習によって獲得される部分が大きい．乳幼児期に，発達段階に従って適切な食体験を重ねることで身につくもので，不適切な体験は成長してからも“乳児型嚥下”癖を残す原因になりうる．

摂食嚥下機能の発達期における獲得順

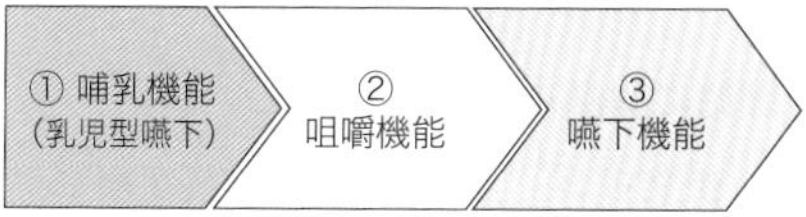

Ⅳ．嚥下の制御機構

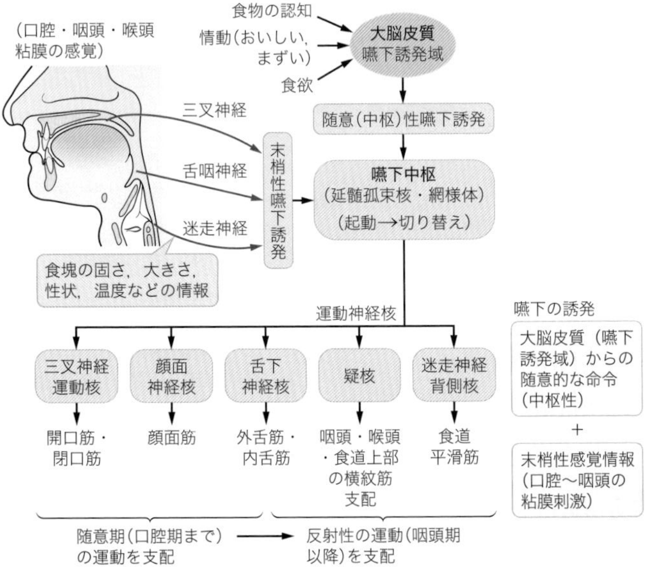

A 嚥下中枢

嚥下中枢は**延髄**にある．

B 嚥下の誘発

1）中枢性の嚥下開始に関係する情報入力

①食欲（視床下部：摂食中枢）：満腹時には円滑な嚥下は抑制される．

②食物の認知（食物か非食物か）：感覚情報➡大脳辺縁系（特に扁桃体）

2）末梢性感覚情報

・食塊の固さ，大きさ，性状，温度などの情報が咽頭粘膜・舌などの適切な部位に加わることが重要である．

・同じ領域への刺激でも，刺激の種類によっては嚥下ではなく，絞扼反射，嘔吐，咳反射などが起こることもある．

・これらの反射が同時に誘発されるような状況下では，嚥下よりも気道防御や嘔吐が優先される．

・三叉神経，舌咽神経，迷走神経のうち，**迷走神経の嚥下誘発閾値が最も低い**（＝嚥下誘発に最も有効な刺激となる）．

V．嘔　吐

A 嘔吐の意義と原因

1）嘔吐の意義

・消化管内に入ってしまった有害物質の排除（生体防御反応）

・しかし，必ずしも合目的に起こるわけではない．

2）主な嘔吐の原因

中枢性要因	薬物・代謝産物(中毒)	食中毒，抗癌剤，放射線，悪阻など
	酸素欠乏	高山病，貧血
	脳圧亢進	脳腫瘍，脳膜炎，脳出血など
	精神性の刺激	神経性無食欲症など
末梢性要因	胃腸への機械的・化学的刺激	酸，アルカリ，食べ過ぎなど
	口腔・咽頭・喉頭への機械的・化学的刺激	—
	子宮・腎臓・膀胱などへの異常刺激	—
	眼球・心臓への異常刺激	—
	前庭刺激(平衡感覚)	中耳炎，動揺病(車酔い，船酔いなど)
	視覚・嗅覚・味覚・聴覚	吐き気を催す光景・ニオイ・味
	過度の痛み	—

B 嘔吐の過程

①嘔吐に先行：**食欲不振・悪心**

②自律反射（**冷汗**，**顔面蒼白**，**唾液分泌亢進**，**瞳孔散大**）

③食道および胃の弛緩　噴門が開く

④空嘔吐　この段階ではまだ吐物を伴わない

⑤深呼吸➡**声門閉鎖，喉頭閉鎖，鼻咽腔遮断** ← 軟口蓋挙上

⑥横隔膜と腹筋が強く収縮➡腹圧を高める ← 嘔吐の原動力

⑦胃・食道の弛緩，胃の逆蠕動，**幽門は閉じる** ← 胃の内圧上昇

⑧吸息➡呼息

⑨胃内容物の口腔からの吐出

C 嘔吐の神経機構 よくでる

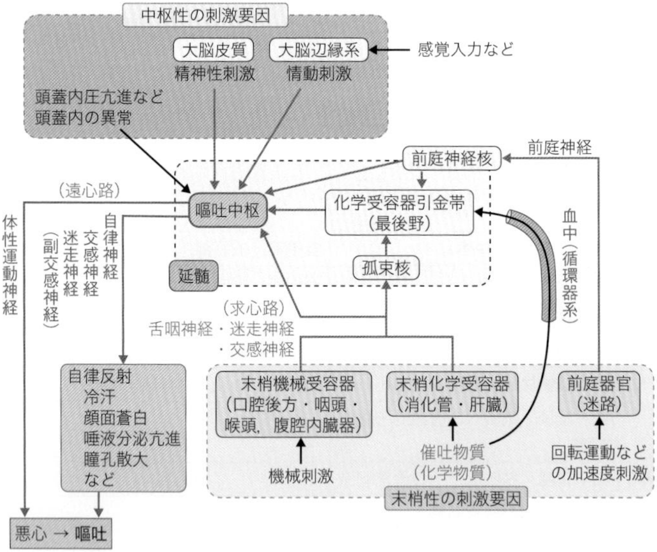

1) 嘔吐の原動力

腹筋の収縮（いきみ）➡腹圧上昇

2) 嘔吐中枢 よくでる

嘔吐中枢は**延髄**（網様体）：化学受容性嘔吐誘発域（chemoreceptor trigger zone：CTZ）**延髄（最後野）**

Chapter 16

唾液腺と唾液分泌

Check Point

- 唾液腺と唾液の種類を説明できる.
- 唾液分泌の特徴，分泌量を説明できる.
- 唾液腺の構造と唾液分泌調節の機序を説明できる.

Ⅰ. 唾液腺と唾液

A 唾液腺の種類

大唾液腺（耳下腺，舌下腺，顎下腺）と小唾液腺からなる.

→『パーフェクトマスター口腔組織・発生学』,『パーフェクトマスター口腔解剖学』参照

B 唾液の種類

1）安静時唾液（固有唾液，非刺激唾液）

無刺激（安静時）に常に少量分泌されている唾液

2）反射唾液（刺激唾液）

刺激によって分泌される唾液

（1）分泌刺激（無条件刺激）

味覚刺激（味覚唾液反射），咀嚼・嚥下時の口腔粘膜・歯根膜への刺激（咀嚼唾液反射），温度刺激，摂食中枢の興奮など

(2) 条件刺激（古典的条件付け）

味刺激との共刺激により，視覚，聴覚，嗅覚の刺激などによる条件付けが容易に成立する．

例）Pavlov の犬

(3) その他唾液分泌が促進される要因：嘔吐時の自律反射など

C 唾液分泌量 よくでる

1）成人の唾液分泌量

・成人の1日あたりの総唾液分泌量：1.0〜1.5 L（小唾液腺からの分泌量は1/10 程度）

・安静時唾液：20 mL/時，低 Na^{+}，高 K^{+}

2）唾液分泌量に影響する要因

・性差：男性のほうが女性より分泌量が多い．

・体温の上昇や体液量の増加により分泌量は増加し，体液浸透圧の増加により減少する．血圧も分泌量に影響を与える．

・季節変動：夏よりも冬のほうが分泌量は多い．

夏は発汗などで体液量が減少するため

・**概日リズム（サーカディアンリズム）**

起床直前に分泌量は最低➡午前中上昇➡午後3時頃最大値

・唾液分泌は夜間はほぼ停止する．

0にはならず，微量の分泌あり

Ⅱ．唾液の作用

①消化作用

②咀嚼補助作用

③円滑（潤滑）作用

④保護作用（ペリクル形成）

⑤溶解作用（溶媒作用・味覚発現作用）

⑥洗浄作用

⑦殺菌・抗菌作用

⑧緩衝作用

⑨脱脱灰作用

⑩再石灰化作用

⑪水分平衡作用

⑫排泄作用

⑬その他の作用（口腔粘膜や唾液腺の発達・修復）

→『パーフェクトマスター口腔生化学』参照

Ⅲ．唾液分泌速度とイオン組成

1）唾液分泌速度の上昇とともに濃度が上昇するイオン

Na^{+}，Cl^{-}，HCO_3^{-}，Ca^{2+}など

（1）Na^{+}：分泌速度が増すと，十分に再吸収されずに唾液が導管を通過する．

（2）HCO_3^{-}：導管細胞の代謝が活発となり，CO_2 産生量増加

［$CO_2 + H_2O \rightarrow H_2CO_3 \rightarrow H^{+} + \mathbf{HCO_3^{-}}$］

2）分泌速度の上昇とともに濃度が低下するイオン

K^{+}，Mg^{2+}，H^{+}（pH 上昇）

（1）K^{+}：分泌速度が増すと，K^{+}が十分に分泌されないうちに唾液が導管を通過してしまう．

（2）H^{+}（pH）：HCO_3^{-} 濃度が上昇するので，中和される．

pH は上昇

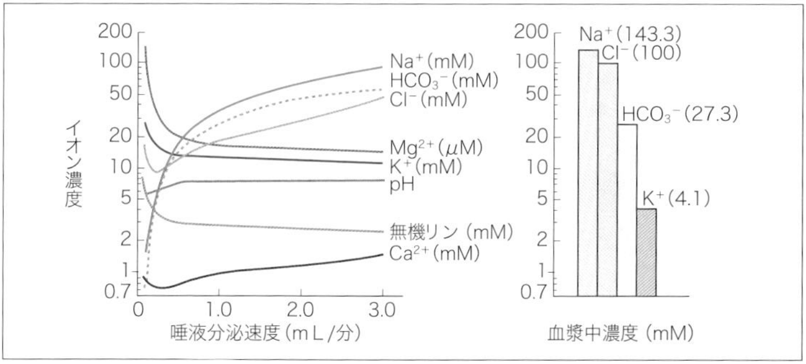

耳下腺唾液のイオン濃度と分泌速度の関係および血漿中濃度との比較
（Jenkins, The physiology and biochemistry of the mouth, 4th ed, 1978 より改変，松尾，基礎歯科生理学，第 6 版，2014）

Ⅳ．唾液腺の構造と唾液分泌機構

原唾液の分泌は腺房部で行われる．（Na^+，Cl^-，水＝原唾液）

A 唾液腺の構造

1）漿液細胞

・円形の核と小さな分泌顆粒をもつ．

・**アミラーゼ**などを分泌する．

耳下腺：純漿液腺
顎下腺：漿液細胞優位の混合腺
舌下腺：粘液細胞優位の混合腺

2）粘液細胞

・扁平の核が基底側に偏り，大きな分泌顆粒をもつ．

・**ムチン**などを分泌する．

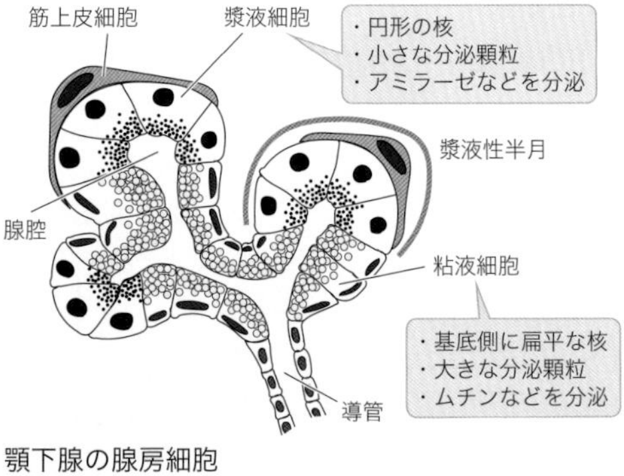

顎下腺の腺房細胞

B 唾液の分泌機構

①副交感神経活動➡アセチルコリン（ACh）➡ムスカリン受容体（M_3）➡Gタンパク質（Gq）活性化➡ホスホリパーゼC（PLC）活性化➡IP_3/DAG（ジアシルグリセロール）産生

② IP_3 は小胞体（細胞内 Ca^{2+} 貯蔵庫）に作用➡小胞体から Ca^{2+} 遊離➡細胞質での Ca^{2+} 濃度上昇

③ Ca^{2+} 濃度上昇➡ Ca^{2+} 依存性 K^+ チャネル（基底側）を開口➡濃度勾配にしたがい K^+ が細胞外へ流出

④ K^+の細胞外流出と共役して $Na^+/K^+/2Cl^-$共輸送体が活性化⇒ $Na^+/K^+/2Cl^-$の細胞内輸送

⑤ Na^+-K^+-ATPase（Na^+-K^+ポンプ）の作用により，Na^+は細胞外へ排出，Cl^-は細胞内濃度↑

⑥（③と同時に）Ca^{2+}濃度上昇⇒ Ca^{2+}依存性 Cl^-チャネル（管腔側）を開口⇒細胞内の Cl^-は管腔側へ流出（Cl^-の分泌）

⑦ Cl^-の放出により管腔内は電気的に負となる⇒電気的中性を維持するように Na^+が管腔側へ引き寄せられる（傍細胞間経路）

⑧ NaCl の管腔への移動により，管腔内の浸透圧が上昇（浸透圧勾配：管腔側＞＞基底側）⇒浸透圧は水を引き込む駆動力（水は浸透圧の高い方へ移動）

・血漿⇒管腔側（傍細胞間経路）

・細胞内の水⇒水チャネル（AQP5）⇒管腔側（経細胞輸送）

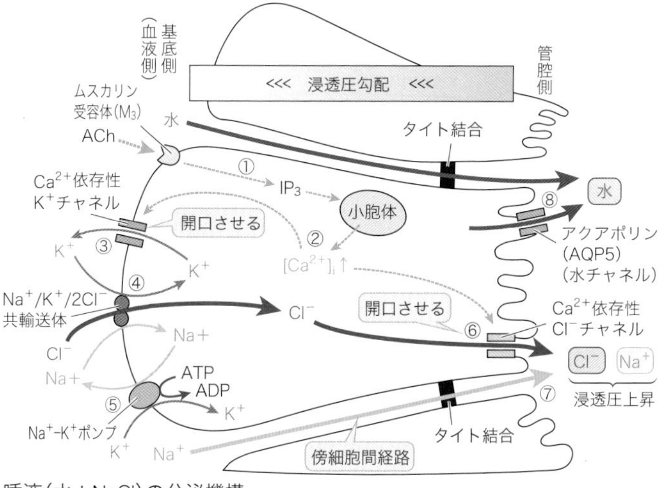

唾液(水＋NaCl)の分泌機構

C 導管部の再吸収機構

唾液の再吸収と分泌は線条部導管で行われる.

① Na^+，Cl^- の再吸収

② K^+，HCO_3^- などの分泌

CHECK! 線条部導管での再吸収 よくでる

① Na^+-K^+ ポンプにより，導管細胞内の Na^+ 濃度が管腔内の原唾液よりも低くなる.

② Na^+ チャネルから Na^+ が細胞内に流入する.

③電気的中性を保つように，Cl^- も受動的に細胞内に流入する.

④細胞内で代謝により発生した CO_2 は，炭酸脱水酵素により H^+ と HCO_3^- に変換される.

⑤ Cl^- との交換輸送により HCO_3^- が分泌される.

⑥ K^+ は H^+ との交換輸送により分泌される.

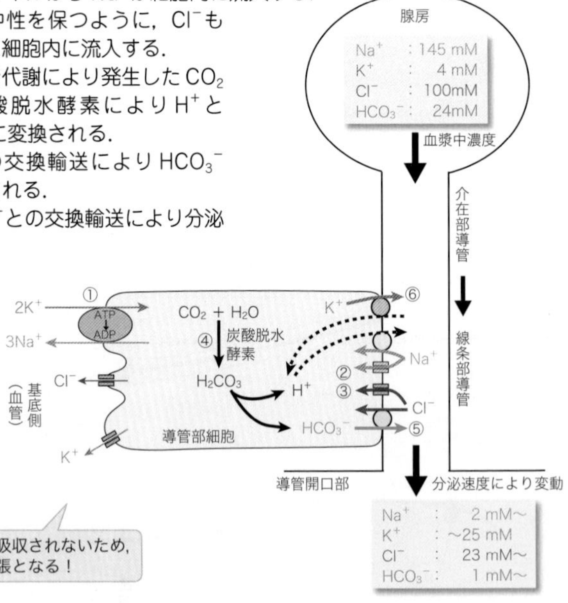

水分は再吸収されないため，唾液は低張となる！

V．唾液分泌の制御機構

A 神経支配経路

	神経核	節前神経	自律神経節	節後神経	支配唾液腺
副交感神経	上唾液核	顔面神経・鼓索神経	顎下神経節	舌下腺枝・顎下腺枝	舌下腺・顎下腺
	下唾液核	舌咽神経	耳神経節	耳介側頭神経	耳下腺
交感神経	胸髄	胸神経	上頸神経節	交感神経節後線維	舌下腺･顎下腺･耳下腺

・神経性調節を受ける．

・自律神経の二重支配を受ける．拮抗支配については例外臓器で，協調的支配を受ける（交感神経・副交感神経とも唾液分泌を促進する）．

・ホルモンによる分泌調節機構は知られていない（他の消化腺と異なる）．

・交感神経節後線維⇒ノルアドレナリン⇒β_1受容体⇒タンパク質（ムチンやアミラーゼなど）の分泌（開口分泌）を促進（粘液性唾液）

・副交感神経節後線維⇒アセチルコリン⇒M_3ムスカリン受容体⇒水と電解質の分泌を促進（漿液性唾液）

B 中枢制御機構（唾液分泌に関連する領域）

1）唾液分泌中枢

延髄（上唾液核・下唾液核）

2）三叉神経感覚核群

口腔粘膜刺激⇒唾液核に入力⇒咀嚼時などの反射唾液分泌促進

3）孤束核，結合腕傍核

味覚情報（味覚唾液分泌反射），内臓感覚（唾液分泌の胃腸相）の入力核

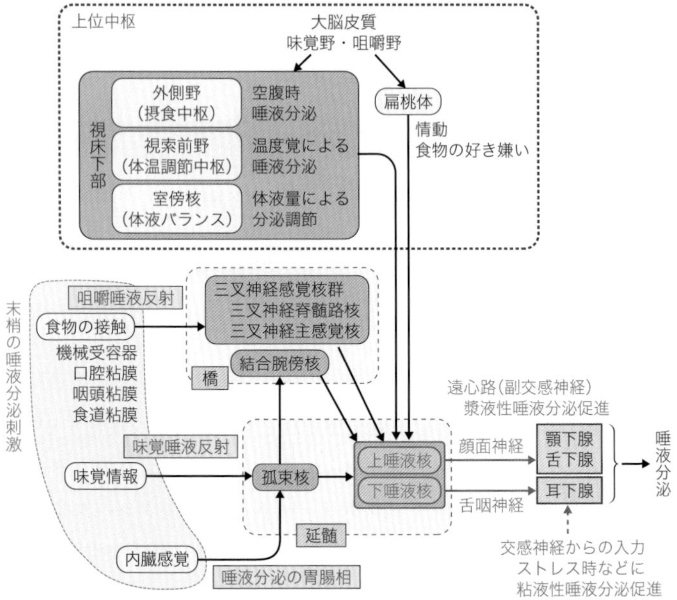

上位中枢
大脳皮質
味覚野・咀嚼野
視床下部
外側野
（摂食中枢）
空腹時
唾液分泌
視索前野
（体温調節中枢）
温度覚による
唾液分泌
室傍核
（体液バランス）
体液量による
分泌調節
扁桃体
情動
食物の好き嫌い
末梢の唾液分泌刺激
咀嚼唾液反射
食物の接触
機械受容器
口腔粘膜
咽頭粘膜
食道粘膜
三叉神経感覚核群
三叉神経脊髄路核
三叉神経主感覚核
結合腕傍核
橋
味覚唾液反射
味覚情報
孤束核
内臓感覚
唾液分泌の胃腸相
延髄
上唾液核
下唾液核
遠心路（副交感神経）
漿液性唾液分泌促進
顔面神経
舌咽神経
顎下腺
舌下腺
耳下腺
唾液分泌
交感神経からの入力
ストレス時などに
粘液性唾液分泌促進

Chapter 17

消化と吸収

Check Point

・消化管の構成と消化管でみられる運動の種類を説明できる．
・主な消化液の分泌と役割，分泌調節機構を説明できる．
・肝臓の機能を説明できる．

Ⅰ．消化器系

摂取した食物の消化と吸収，薬物の吸収と代謝などの役割を担う．

A 消化器系の構成

1）消化管

・口腔⇒咽頭⇒食道⇒胃⇒小腸（十二指腸⇒空腸⇒回腸）⇒大腸（盲腸⇒上行結腸⇒横行結腸⇒下行結腸⇒S状結腸⇒直腸）⇒肛門

・消化管の役割は，

①食物摂取

②食物の移送（嚥下⇒蠕動）

③消化（機械的消化・化学的消化）

④栄養素の吸収

⑤排泄（排便）

2）付属消化腺

唾液腺，肝臓，胆嚢，膵臓

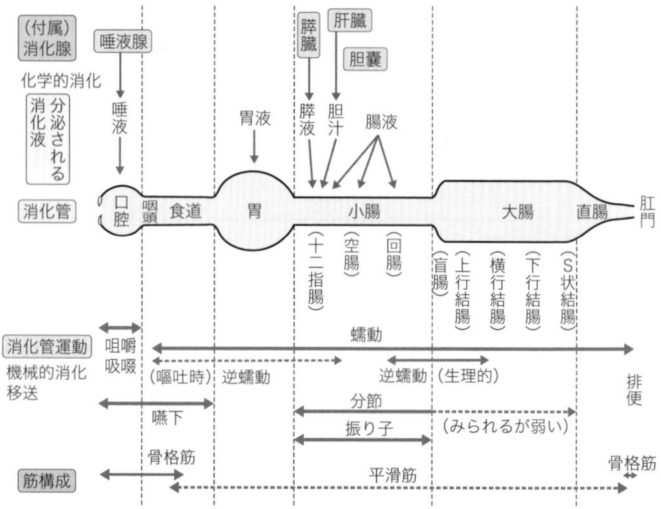

B 消化器系の一般的構造

消化管の管壁はすべて基本的に共通する構造をもっている.

1）管壁の構造

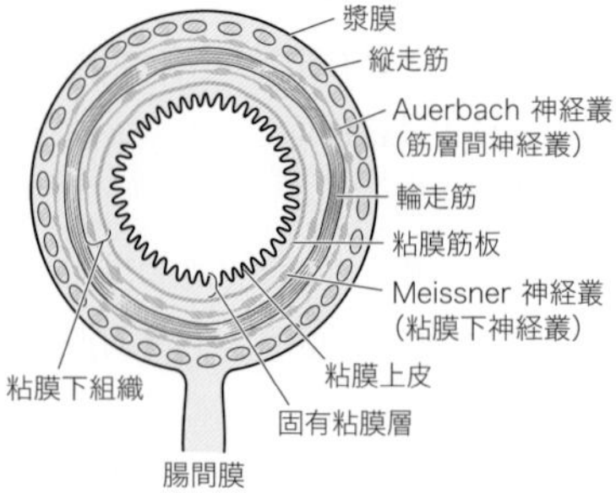

（1）最外層

漿膜

（2）平滑筋層

・外側：縦走筋（消化管の長軸方向に筋が走行）

・内側：輪走筋（消化管をリング状に囲む）

（3）最内層（粘膜）

（外側）粘膜下組織➡粘膜筋板➡固有粘膜層➡粘膜上皮

2）消化管の神経支配

（1）内在性神経系（腸管神経系）

Auerbach（筋層間）神経叢と Meissner（粘膜下）神経叢

(2) 外来神経系

・副交感神経：消化管運動・消化液分泌を促進

・交感神経：平滑筋の弛緩（運動抑制）

C 消化・吸収の概要（三大栄養素）

→『パーフェクトマスター口腔生化学』参照

Ⅱ．消化管の運動

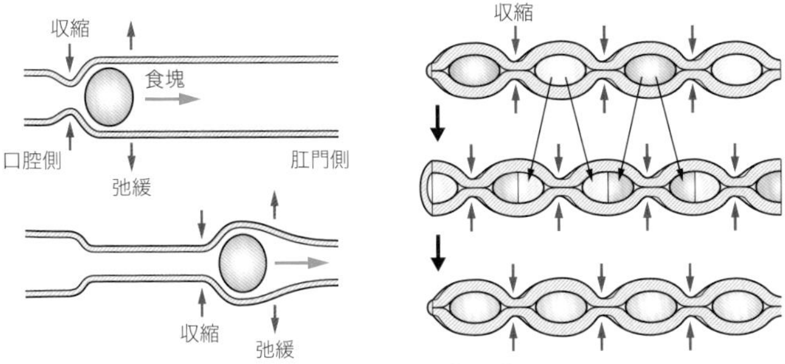

蠕動　　　　分節運動

1）蠕動

・消化管のどの部位でも共通してみられる基本的な運動

・輪走筋と縦走筋の協調によって行われる．

・食塊の移送（口腔側→肛門側）

2）分節運動

・長さ2cm程度のポケット様の分節構造ができ，3〜5秒周期で収縮部が移動し，分節が二分される（隣接内容物との**混和**）

・輪走筋の収縮によって行われる（主に小腸）．

3）振子運動

・腸管が長軸方向に伸び縮みする運動

・内容物の混和と残渣の移送などに役立つ．

・縦走筋の収縮によって行われる（主に小腸）．

Ⅲ. 胃の運動と分泌

A 胃の役割

・胃の運動によって食物を粉砕（物理的消化）

・胃液による化学的消化（粥状液）➡タンパク質の消化

B 胃の運動

1）受け入れ弛緩

嚥下により食塊が胃に達すると，平滑筋が弛緩する．

➡胃内腔の膨張，噴門の開放

2）食塊の攪拌，粥状液の排出

蠕動による（蠕動波）攪拌中に少量ずつ十二指腸へ粥状液が送られる．

3）飢餓収縮

空腹時に起きる蠕動．胃内の残渣が十二指腸へ送られる．

C 胃液の分泌

胃液の分泌量：約 2〜3L/日

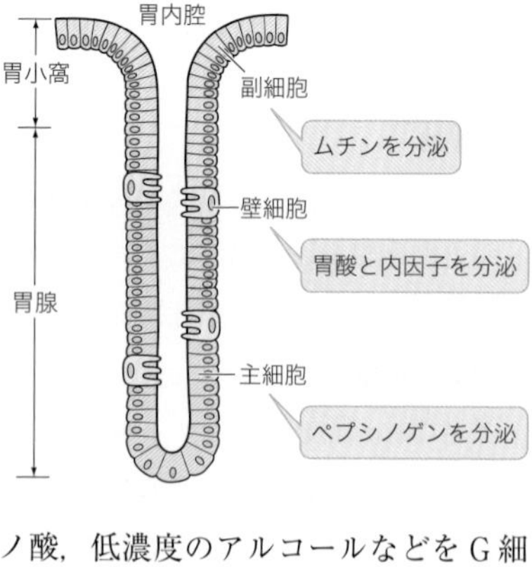

D 胃液分泌の調節

1）胃酸分泌促進因子

(1) ガストリン

・幽門腺の G 細胞が分泌する消化管ホルモン

・胃の運動と分泌を促進

・分泌促進因子：ペプチドやアミノ酸，低濃度のアルコールなどを G 細胞が感知することで分泌される（化学刺激）.

(2) アセチルコリン（ACh）

迷走神経終末から分泌される神経伝達物質

胃液に含まれる物質と作用

物質	分泌細胞	役割	作用
ペプシノゲン	主細胞	胃酸による変性作用でタンパク質分解酵素のペプシンとなる．	消化作用
胃酸(HCl)	壁細胞	タンパク質を変性させる． ペプシノゲンを活性化してペプシンにする．	消化作用
		胃内 pH の低下（pH 1〜2 まで低下）	殺菌作用
内因子		ビタミン B_{12} の吸収に必須 欠乏すると悪性貧血となる．	吸収補助
ムチン	副細胞(頸部主細胞)	胃粘膜の保護	胃粘膜保護作用
HCO_3		粘膜表面での胃酸中和	

(3) ヒスタミン

・胃粘膜中に存在する ECL（entrochromaffin-like cell）細胞から分泌（ACh，ガストリンの刺激による）（傍分泌）

・胃酸分泌を増強

2）胃酸分泌抑制因子

(1) プロスタグランジン（胃粘膜保護に働く）

(2) ソマトスタチン，胃抑制ペプチド，セクレチン（消化管ホルモン）

Ⅳ．膵　液

A 膵液の分泌

・膵液の分泌量：約 1.5 L/日

・膵液の役割は，①化学的消化（多種の消化酵素を含む），②胃酸の中和（小腸上皮層の防御，HCO_3^- を多量に含む）

B 膵液の分泌調節

膵液は，小腸（十二指腸）内容物によって成分が変化する．

①胃から粥状液が移送され胃酸が小腸に流入➡小腸内 pH 低下➡S 細胞が pH 低下を感知➡S 細胞からセクレチンが分泌➡血流を介して膵臓に作用➡**HCO_3^- に富んだ（アルカリ性の）膵液**を分泌

②胃・小腸内での消化により栄養素分解➡脂肪分解物，アミノ酸（特に卵黄成分）➡十二指腸上皮にあるI細胞がこれらの成分を感知➡I細胞からコレシストキニン（CCK）が分泌➡**消化酵素に富んだ膵液**を分泌

V．主な消化管ホルモンと消化酵素

A 主な消化管ホルモン よくでる

ホルモン	ガストリン	セクレチン	コレシストキニン（CCK）
分泌部位（細胞）	胃（幽門前庭部に多い），十二指腸（G細胞）	十二指腸・空腸（S細胞）	十二指腸・空腸（I細胞）
分泌刺激	①胃の膨満による機械刺激 ②胃内の化学組成：ペプチド・アミノ酸 ③迷走神経刺激 ・pHの低下（<3.5）で分泌が抑制される	小腸内のpH低下（酸性化：胃から排出される消化産物による）	小腸内の化学組成：長鎖脂肪酸，アミノ酸，オリゴペプチド
標的および作用	①胃周辺のECL細胞：ヒスタミン分泌促進 ②胃体部の壁細胞：胃酸分泌促進 ③主細胞：ペプシノゲン分泌促進 ④胃の運動促進	①膵臓：重炭酸塩産生と分泌促進 ②胆汁：CCKによる胆汁分泌作用増強 ③胃：胃酸分泌・胃運動の抑制	①胆嚢の収縮 ②Oddi括約筋の弛緩 ③胃幽門括約筋の収縮（胃からの粥状液排出を抑制） ④膵臓：酵素産生と分泌を促進

B 栄養素の消化と主な消化酵素

分泌腺	前駆物質	活性化因子	活性型	基質	終末産物
唾液腺	—	—	アミラーゼ	炭水化物	オリゴ糖，マルトトリオース
胃	ペプシノゲン	胃酸・自己消化	ペプシン	タンパク質	オリゴペプチド
膵臓	—	—	アミラーゼ	炭水化物	麦芽糖，マルトトリオース，デキストリン
	—	—	リパーゼ	長鎖脂肪酸	脂肪酸，モノグリセリド
	トリプシノゲン	エンテロキナーゼ トリプシン	トリプシン	タンパク質	オリゴペプチド
	キモトリプシノゲン	トリプシン	キモトリプシン	タンパク質	オリゴペプチド

Ⅵ. 肝臓の機能

A 肝臓の機能

①代謝	糖代謝	グリコーゲンの合成と分解，糖新生，ブドウ糖の血中放出(血糖調節)
	タンパク質代謝	アミノ酸・タンパク質の合成・貯蔵，血漿タンパク質の合成，アミノ酸分解(尿素回路：アンモニア⇒尿素)
	脂肪代謝	脂肪酸・ケトン体・コレステロールの生成
	ビタミン・ホルモン	活性化，貯蔵・放出，分解
②胆汁の生成		脂肪の消化・吸収の補助：肝臓で合成され胆嚢に貯蔵
③解毒		血中有害物質の無毒化・分解
④血液凝固因子の生成		ほとんどの血液凝固因子は肝臓で合成される
⑤造血・壊血		胎児期のみ：造血作用，生後：壊血，Fe^{2+}の貯蔵

B 胆汁

1）胆汁の成分

胆汁は消化酵素を含まないことに注意！

・主な成分：胆汁酸（肝臓でコレステロールから合成される），リン脂質，コレステロール，電解質

・胆汁酸は両親媒性で洗剤（界面活性剤）のように働き，水（消化液）の中で脂質を懸濁・分散させる⇒乳化

・ビリルビン（胆汁色素）：ヘム（血色素）の分解産物

2）分泌調節

・副交感神経（迷走神経）刺激

・液性調節（コレシストキニン：CCK）

3）作用・機能

①脂肪の消化・吸収の補助（乳化作用と分解物のミセル化）

②脂溶性ビタミンの吸収促進

③排泄路：脂溶性または高分子量薬物などは，胆汁に混ざり消化管内に排泄される.

Chapter 18

発声と構音

Check Point

・音声生成に関与する口腔周辺器官を列挙し，役割を説明できる．
・喉頭筋の種類と声帯に対する機能・支配神経・機能不全による障害を説明できる．
・日本語の母音と子音の種類，構音様式と構音部位を説明できる．
・言語にかかわる脳部位（言語中枢）と失語症を説明できる．

Ⅰ．音声生成に関与する器官

A 発声器官（原音の生成）

・音源

発声の原動力：肺（呼気）

原音の形成：喉頭〔声帯（声門）〕

・呼気圧で声門を振動させ音源とする．

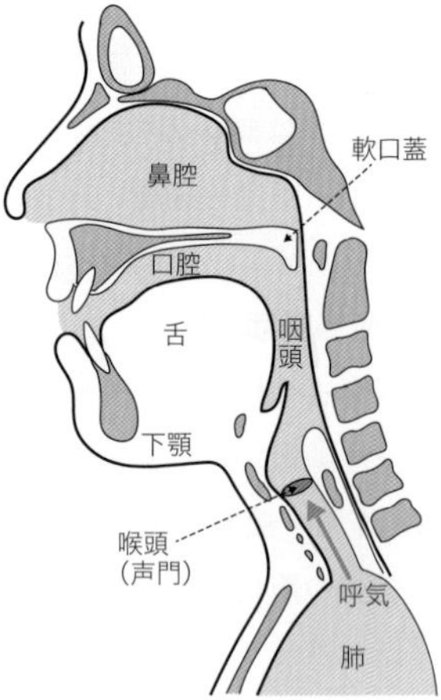

B 構音器官

1）共鳴により母音の音色を決定

・共鳴管（倍音をつくり母音を生成：声道）

・口腔・咽頭腔・鼻腔（副鼻腔）

2）接触などにより子音を生成

・可動性構音器官：下顎・舌・軟口蓋・口唇

・非可動性構音器官：歯・歯槽部・硬口蓋・咽頭壁，喉頭（有声音と無声音）

Ⅱ．喉頭・声帯の構造と喉頭筋・神経支配 よくでる

→『パーフェクトマスター口腔解剖学』参照

・喉頭軟骨：①甲状軟骨，②輪状軟骨，③披裂軟骨

・声帯（声門）：**披裂軟骨の声帯突起**と**甲状軟骨**の内面正中部を結ぶ声帯靱帯．声帯靱帯は喉頭の粘膜に覆われ声帯ヒダとよばれる．左右の声帯ヒダの隙間が声門（裂）．

喉頭筋	支配神経	機能	障害
甲状披裂筋	下喉頭神経	声帯閉鎖 声帯の弛緩→低い声	嗄声
披裂筋	下喉頭神経	声帯閉鎖	
外側輪状披裂筋	下喉頭神経	声帯閉鎖	
後輪状披裂筋	下喉頭神経	声門開大（唯一）	呼吸困難
声帯筋	下喉頭神経	声帯の弛緩，変形 声の高さの調節	
輪状甲状筋	上喉頭神経	声帯緊張→高い声 声の高さの調節	高音・大声が出せない

Ⅲ．音声の性状と種類

A 音声の性状

1）音声の調子（音の高低）

声帯の振動数で決まる（声帯の長さ，厚さ，緊張度も影響する）．

2）音声の強弱（音の大きさ）

声帯の振動の振幅で決まる（呼気圧の強弱によって調整）．

3）音声の音色

声帯の構造（形態や大きさ）によって決まる．

B 母音の構音

・母音：喉頭原音が，声道でほとんど妨げられることなく共鳴してつくられる音

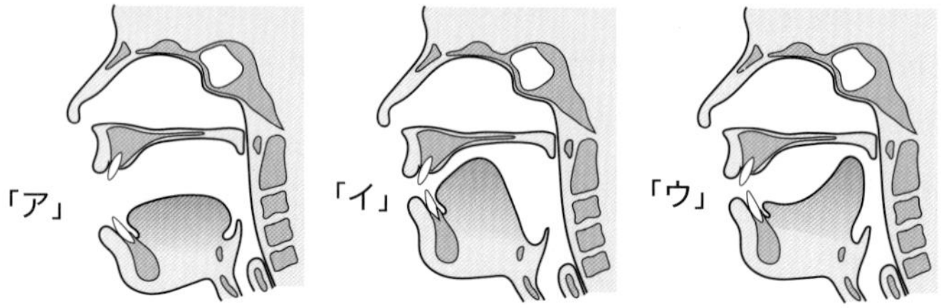

「ア」，「イ」，「ウ」発声時の開口度と舌の高まり（構音点）

＜母音の区別＞
① 口唇の形：
口唇を左右に開く(平唇母音)．「イ」が典型
口唇を丸める(円唇母音)．「オ」が典型
② 舌背挙上の高さ(開口度の大きさ)
高い　：高舌位母音(閉母音)
中間位：中舌位母音(半閉母音)
低い　：低舌位母音(開母音)
③ 舌背挙上部の前後位置
前舌母音，中舌母音，
後舌母音

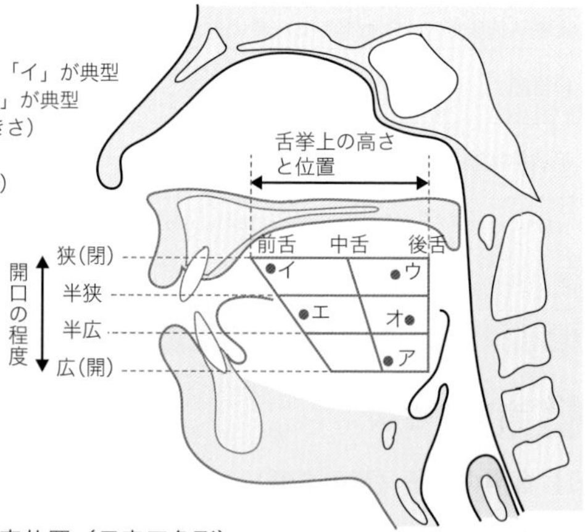

日本語での基本５母音の調音位置（母音三角形）

・母音は声道の形状（口腔の大きさなど），舌の位置と形態，口唇の開放程度などで決まる．

C 子音の構音 よくでる

・呼気流が声道を通過するときに，いずれかの部位で完全あるいは部分的にかつ瞬間的に閉鎖することによって生じる雑音を子音という．
・子音は構音する部位，あるいは構音の方法（様式）により分類される．

構音様式 ＼ 構音部位		破裂音(閉鎖音)		破擦音		摩擦音		鼻音	流音・半母音	
		無声	有声	無声	有声	無声	有声	有声	無声	有声
唇音	両唇音	/p/	/b/			/Φ/		/m/		/w/
	唇歯音									
歯音	歯間音		/tʃ/							
	歯　音			/ts/	/dz/	/s/	/z/			
	歯茎音	/t/	/d/	/tʃ/	/dʒ/	/ʃ/	/ʒ/	/n/		
口蓋音	硬口蓋音									/r/
	軟口蓋音	/k/	/g/					/ɳ/		/j/
声門音						/h/				

表には，日本語にある音のみを記載している.

1）構音様式による子音の分類

(1) 破裂音（閉鎖音）

・鼻腔・口腔の通気を同時に完全閉鎖⇒口腔内の圧を高め，一気に開放することで発声

・パ行・バ行・タ行・ダ行・カ行・ガ行の音

(2) 破擦音

・破裂音と同様に通気を閉鎖する.

・完全に開放せず狭い隙間を通る摩擦で発声する子音

・日本語では「ツ」「ヅ」がこの音に近いが，あまりない.

(3) 摩擦音

・声道内に狭い隙間をつくり，気流がその狭めた隙間を通る際に生じる.

・日本語では，サ行・ザ行・ハ行の音

(4) 鼻音

・口腔からの通気を閉鎖し，鼻腔からの通気だけを開放して出す子音

・軟口蓋挙上が不十分で鼻腔に音が抜ける.

・マ行とナ行の音

(5) 流音

・側面音，ふるえ音，弾き音などともいう.

・舌先を口蓋部に近づけ，その両側から気流を通して発生する有声子音

・ℓ音とr音があるが，日本語ではラ行（r音）のみである．

2）構音部位による子音の分類

（1）唇音

①両唇音：上下両唇を接触させて構音．パ行・バ行・マ行・「ワ」

②唇歯音：下唇と歯を接触させて構音．日本語には音がない．英語の /v/，/f/ など．

（2）歯音

①歯音：上下歯を接触させて構音．サ行・ザ行・「ツ」・「ヅ」

②歯茎音：舌先部を上の歯茎と接触させて構音．「タ」・「ダ」・ナ行音など

（3）口蓋音

①硬口蓋音：前舌面または中舌面を硬口蓋に密着あるいは接近させて構音．ラ行

②軟口蓋音：後舌面を軟口蓋に接触あるいは接近させて構音．カ行・ガ行

（4）声門音

声帯と声帯の間で閉鎖や隙間をつくって構音．ハ行

Ⅳ．言語中枢

A 言語にかかわる脳部位 よくでる

1）Wernicke 野（感覚性言語中枢）

・**音声言語理解**の感覚的側面を司る．

・聴覚野から入力された音声情報から，**言語情報**を分析・理解して，Broca 野へ情報を送る．

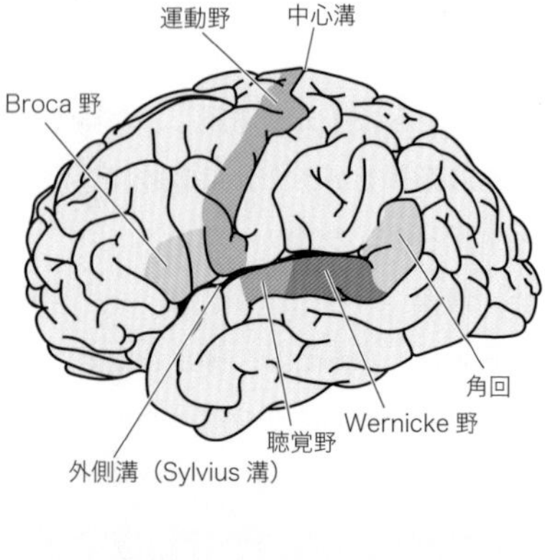

2）Broca 野（運動性言語中枢）

・**発話**・**構音**など言語の運動的側面を司る.

・得られた言語情報をもとに発話の言語パターンを形成する（**文章化**）.

⇒**運動野**に情報が送られ，Broca 野で形成されたパターンに従って発声・構音の運動が行われる.

3）角回

・後頭葉の視覚野から入力した文字情報（視覚情報）の情報処理に関与

・記述言語機能に必須

CHECK! 言語理解および発話の流れ

聴覚野（音声情報）⇒ Wernicke 野（言語情報）⇒ Broca 野（文章化）⇒運動野（発声・構音）⇒発話

B 失語症 よくでる

1）Broca 失語

言語理解は保たれるが，言語の復唱や自発発話に障害が現れる.

2）Wernicke 失語

自発発話は流暢であるが，言語理解と復唱が障害され，言っていることの意味が不明となる.

参考文献

1) 岩田幸一ほか編：基礎歯科生理学．第7版．医歯薬出版，東京，2020.
2) 本間研一監修：標準生理学．第9版．医学書院，東京，2019.

Chapter 1～10

1) 岡野栄之ほか監訳：オックスフォード・生理学．原書4版．丸善出版，東京，2016.
2) Hall JE and Hall ME：Guyton and Hall Textbook of Medical Physiology. 14th ed. Saunders（Elsevier），Philadelphia, 2021.
3) Koeppen BM and Stanton BA：Berne and Levy Physiology. 7th ed. Mosby（Elsevier），Philadelphia, 2017.
4) Barrett KE et al.：Ganong's Review of Medical Physiology. 26th ed. McGraw-Hill, New York, 2019.
5) 大地陸男：生理学テキスト．第8版．文光堂，東京，2017.
6) Boron WF and Boulpaep EL：Medical Physiology. 3rd ed. Elsevier, Philadelphia, 2016.

Chapter 3

1) 岡田隆夫監訳：心臓・循環の生理学．メディカル・サイエンス・インターナショナル，東京，2011.

Chapter 4

1) 桑平一郎訳：ウエスト呼吸生理学入門．性状肺編．メディカル・サイエンス・インターナショナル，東京，2009.

Chapter 5

1) 黒川　清監修：体液異常と腎臓の病態生理．第3版．メディカル・サイエンス・インターナショナル，東京，2015.

Chapter 6

1) 佐久間康夫編：内分泌生理学講義．丸善，東京，1999.

Chapter 7～10

1) Kandel ER et al.：Principles of Neural Science. 5th ed. McGraw-Hill, New York, 2013.
2) Bear MF et al.：Neuroscience Exploring the Brain. 3rd ed . Lippincott Williams & Wilkins, Philadelphia, 2007.
3) Carlson NR：Physiology of Behavior. 12nd ed. Pearson Education, Boston, 2016.

Chapter 8

1) Pocock G and Richards CD：Human Physiology（The basis of medicine）. 5th ed. Oxford University Press, 2018, pp.158-181.

Chapter 10

1) 高橋　昭，間野忠明監訳：ロバートソン自律神経学．原著第3版．Elsevier，東京，2012.

Chapter 13～15

1) 才藤栄一，向井美惠監修：摂食・嚥下リハビリテーション．第3版．医歯薬出版，東京，2016.

Chapter 16

1) 渡部　茂監訳：唾液 歯と口腔の健康．原著第4版．医歯薬出版，東京，2014.

索引

き

く

け

す

せ

そ

た

ち

— Memo —

— Memo —

— Memo —

【著者略歴】

村《むら》 本《もと》 和《かず》 世《よ》

1989 年　東京都立大学理学部（生物学科）卒業
1991 年　上智大学大学院理工学研究科修了（理学修士）
1995 年　東京大学大学院医学系研究科修了（博士（医学））
1995 年　日本学術振興会特別研究員
1997 年　（財）東京都神経科学総合研究所主事研究員
2002 年　高知大学医学部助教
2008 年　明海大学歯学部准教授
2013 年　明海大学歯学部教授，現在に至る

歯科国試パーフェクトマスター

生理学・口腔生理学 第 2 版　　ISBN978-4-263-45886-0

2018 年 12 月 20 日　第 1 版第 1 刷発行
2021 年 6 月 10 日　第 1 版第 3 刷発行
2022 年 10 月 25 日　第 2 版第 1 刷発行

著　者　村　本　和　世
発行者　白　石　泰　夫

発行所　医歯薬出版株式会社

〒113-8612　東京都文京区本駒込 1-7-10
TEL. (03)5395-7638(編集)・7630(販売)
FAX. (03)5395-7639(編集)・7633(販売)
https://www.ishiyaku.co.jp/
郵便振替番号　00190-5-13816

乱丁，落丁の際はお取り替えいたします　　印刷・教文堂／製本・榎本製本